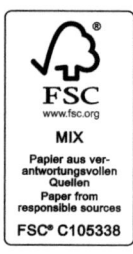

Copyright: **Heike Weisser 2022**

Cover-und Textgestaltung: **Siegfried Weisser**

Herstellung und
Verlag: **BoD – Books on Demand**, **Norderstedt**

ISBN: **978-3-754360-47-7**

Für meine SeminarteilnehmerInnen und Probant-
Innen, aus deren Vertrauen, ihren Anregungen und
ihrer Mitarbeit, ich Vieles für mein Buch schöpfen
konnte.

Heike Weisser

IMPULSE ZUR AKTIVIERUNG DER SELBSTHEILUNGSKRÄFTE

Da flehen die Menschen die Götter um Gesundheit an und wissen nicht, dass sie diese in sich selbst tragen. (Demokrit)

Impulse zur Aktivierung der Selbstheilungskräfte

Vorwort

Lieber Leser, liebe Leserin, da wir viel mehr gemeinsam haben, als wir uns vorstellen oder vielleicht auch nur wünschen, möchte ich Sie zuerst gern statt mit dem distanzierten Sie mit dem persönlichen Du anreden. Da es sich jedoch um keinen Brief handelt, sondern etwas allgemeiner verfasst ist, werde ich dieses „Du" klein schreiben.

Bei einer zweiten Sache bitte ich um Nachsicht: Ich werde mich immer wieder der Einfachheit halber der maskulinen Form bedienen. Abgesehen davon, dass ich es für richtig halte, sowohl die Frau, als auch den Mann anzusprechen, gibt es immer wieder Umständlichkeiten, wenn man stets beide Geschlechter ausschreiben muss oder mit Gewalt eine feminine Form anhängt. Wir sprechen auch nicht von Menschinnen, und so ist für mich das Maskulinum mit wenigen Ausnahmen die neutrale, beide Geschlechter umfassende, Form.

Eine dritte Sache ist: Ich werde hin und wieder zur Erläuterung eine kleine Geschichte oder einfach ein Gleichnis erzählen. Leider weiß ich die jeweilige Quelle häufig nicht. Da es mir jedoch wichtig ist zu sagen, dass diese Geschichten nicht alle meiner Fantasie entsprungen sind, erwähne ich immer wieder „unbekannte Quelle". Einiges habe ich allerdings gehört bei meinen verehrten Lehrern Elisabeth Haich und Selvajaran Yesudian.

Und last not least ein vierter Punkt: Ich habe im Teil 5 über einige Themen geschrieben, die völlig eigenständig verwendet werden können. In den

Themen, die sich mit der Ernährung beschäftigen, wird es wissenschaftlich, das mag für einige Leser interessant sein, für andere zu komplex sachlich. Doch halte ich gerade bei den Ernährungskapiteln eine sachliche, wissenschaftliche Basis für wichtig.

Einleitung

Der Sinn und Zweck dieses Buches ist es, dir lieber Leser, zu vermitteln, wie du mit wenigen Mitteln und geringen Kenntnissen dein Leben leichter gestalten, dein Gesundheitsgefühl stärken und verschiedene Befindlichkeiten in einen guten Griff bekommen kannst. Ebenfalls ist es für Menschen geschrieben, die „austherapiert" sind oder denen man unreflektiert eine „Hypochondrie" nachsagt. Bedenke jedoch auch, dass dieses Buch bei ernsthaften Erkrankungen keinen Arztbesuch ersetzt, sondern dass es lediglich Impulse beschreibt, wie wir unsere Selbstheilungskräfte aktivieren können.

Die konventionelle Medizin erforscht in der Regel heute immer noch hauptsächlich den physischen Aspekt des Menschen und begreift die seelischen und geistigen Eigenschaften nur als Produkt physischer Vorgänge oder als symptomlose psychische Irritationen.

Obwohl ausschließlich diese physischen Zusammenhänge an den Universitäten gelehrt werden, wächst ganz allmählich die Zahl der Schulmediziner, die sich auch den seelischen und geistigen Aspekten der menschlichen Persönlichkeit zuwenden.

Auf einen Begriff aus der modernen Schulmedizin möchte ich hier jedoch näher eingehen. Und zwar bekommen einige Krankheiten das Etikett „Psychosomatik." Es wäre in Ordnung, wenn dieser Begriff für alle Krankheiten stünde. Es wird jedoch immer noch der Unterschied gemacht zwischen psychosomatischen und ausschließlich somatischen

Krankheiten. In dem Moment, wo kein echter klinischer Befund zu finden ist, nennt man die Krankheit häufig psychosomatisch (auch idiopathisch), und damit ist im Prinzip psychisch bzw. psychopathisch gemeint, nicht bedenkend, dass in dem Begriff Psychosomatik nicht nur die Psyche steckt, sondern auch die Soma, was Körperlichkeit bedeutet.

Ich kann mir nicht vorstellen, dass es eine einzige Krankheit gibt, an der nur die körperliche Ebene beteiligt ist. Dafür sind Psyche und Soma zu sehr zu einer Einheit verwoben. Allerdings gibt es in der heutigen Zeit immer noch Menschen, die zurück-schrecken, wenn sie in ihrem Zusammenhang das Wort Psyche hören. „Ich bin doch nicht verrückt" ist eine immer noch gängige Reaktion auf solch eine Aussage. Vielleicht sind aus diesem Grunde die Ärzte manchmal mit dem Begriff zurückhaltend, indem sie sich vorwiegend der physischen Seite zuwenden. Allerdings eroberte der Begriff Stress in den letzten Jahren die Praxen. Damit können die Patienten leben, denn Stress ist salonfähig, zeigt es doch die Aktivität des jeweiligen Probanten.

Lassen wir **Dr. Edward Bach**, den Begründer der Bachblütentherapie, den inzwischen wahrscheinlich die halbe Welt kennt, zu Worte kommen. Wenn er über eine Krankheit sprach, drückte er sich in etwa folgendermaßen aus:

„Wenn die Seele etwas ignoriert oder nicht verstanden hat, verlagert sich dieses Missverständnis häufig auf die körperliche Ebene als physische Krankheit. Dort ist eine Behandlung meist einfacher, weil ihr Ausdruck eindeutiger. Es befreit aber die jeweilige, behandelnde Person nicht von der Aufgabe, die seelischen Aspekte, die diese Missempfindung oder Krankheit mit ausgelöst haben zu berücksichtigen."

In der Chinesischen Heilkunde habe ich gelernt, dass die psychischen Symptome oder die Irritationen der Seele zuerst im Energiekörper landen, bevor körperliche Symptome entstehen. Für den Chinesischen Heilkundler ist der Energiekörper die Gesamtheit der Anteile, die wir feinstofflich nennen, was wiederum nicht medizinisch, sondern nach der heutigen Auffassung esoterisch klingen mag.

In diesem Energiekörper bewirken die Symptome Stauungen der Lebenskraft, die häufig mit Akupunktur, Akupressur, Massagearten, Tees, Kräutern oder anderen alternativen Heilweisen behoben werden können. Hier wird ebenfalls Wert auf die Konstitution und die seelische Befindlichkeit gelegt.

Wenn sich Laien auch nicht an diesen Punkten selbst akupunktieren können, wirst du sehen, dass du dennoch Meridiane, Akupunkturpunkte und damit Teile deines Energiekörpers beeinflussen kannst. An dieser Stelle möchte ich eine Definition für Gesundheit geben:

Gesundheit heißt nicht nur, keine körperlichen Symptome zu haben. Gesundheit heißt, sich wohl zu fühlen, das Leben als das zu nehmen, was es ist, nämlich als den Ausgangspunkt für das Abenteuer, sich dem Sinn und Ziel seiner ureigenen Aufgaben zu nähern.

Ein wichtiges Prinzip ist, dass der Körper immer unserer inneren Haltung folgt.

Die berühmte Psychologin **Margarete Mitscherlich** sagte einmal:
„Die Suche nach dem Sinn des Lebens ist an sich schon eine Neurose".

Sie meinte vielleicht damit, dass der Sinn bereits in uns integriert ist und wir nur diesem inneren Kompass folgen müssten, anstatt ständig danach zu fragen, ob jeder unserer Schritte mit diesem Sinn zu vereinbaren ist. Dafür spricht ein ebenso berühmter, wenn auch nicht zeitgenössischer Kollege dieser Dame, nämlich **Descartes**, mit folgenden Worten:
„Wir würden nicht suchen, wenn wir nicht schon gefunden hätten. "

Vielleicht ist es unnötig zu sagen, jedoch für mich als Verfasserin dieser Zeilen wichtig, dass dieses Buch auf keinen Fall einen Arztbesuch ersetzen kann und soll. Ich brauche es eigentlich nicht zu erwähnen und hole es uns dennoch ins Gedächtnis zurück, dass wir gerade in der Neuzeit, in der die Schulmedizin oft so verteufelt wird, nicht vergessen sollten, dass nicht nur die Notfallmedizin und teilweise auch die Chirurgie lebensrettend wirken können, sondern auch in speziellen Situationen schulmedizinische Medikamente und Behandlungen vonnöten sind.

Dennoch sollte die moderne Medizin eine Lehre des Holismus sein, die die Auffassung vertritt, dass wir komplexe Wesen sind und nicht auf das Wirken unserer Einzelteile reduziert werden können. Das wiederum ist der totalen Spezialisierung der Medizin entgegen gerichtet. Spezialisierung hat einen gewissen Vorteil, da die spezielle Fachkraft darauf geeicht ist, genau den Teil des Körpers zu behandeln, der uns zu schaffen macht. Aber die Spezialisierung verhindert häufig, den Blick zu erweitern, um festzustellen, welcher Teil der Auslöser für die Missempfindung oder die Krankheit ist, wo alles in uns vernetzt ist und erst dadurch zu einem komplexen Organismus wird.

Gerade deshalb soll dieses Handbuch helfen, aus dir einen mündigen „Arztaufsucher" zu machen. Ich möchte bewusst das Wort „Patient" vermeiden. Zum einen, weil es der „Leidende", oder auch der „Erduldende" heißt, und ich bin der Überzeugung, dass wir nichts erdulden müssen, was sich durch mitfühlendes Hineinfühlen auflösen kann, zum andern, weil wir nicht nur als „Kranke" in unseren Körper hineinspüren, sondern generell einen feinen Sinn für seine Empfindungen und Reaktionen bekommen sollten.

Vergiss nicht, dass wir uns zum großen Teil selbst helfen können, weil wir eben nicht nur aus Materie bestehen, sondern Teile von uns feinstofflich, mental und spirituell ist und damit auf Gefühle, Gedanken und Vorstellungen ansprechen.

Hierzu fällt mir das Gebet von Franz von Assisi ein, der um die Kraft bittet, das zu bewerkstelligen, beziehungsweise zu ändern, was in seinen Fähigkeiten liegt, das dem Göttlichen oder dem Schicksal zu überlassen, worauf er keinen Einfluss hat und die Weisheit zu erhalten, zwischen Beidem zu unterscheiden. (wörtliches Zitat siehe weiter unten).

Denke immer daran, dass es sich um deinen Körper handelt und dass deine Empfindungen einen Gradmesser deiner Befindlichkeiten darstellen.

Möge dein Selbst-Bewusstsein wachsen, damit du deine Bedürfnisse erkennst und sie in klaren Worten einem Arzt, Heilpraktiker oder Therapeuten gegenüber formulieren kannst.

Denn wenn du die Beurteilung deines Gesundheitszustands stets anderen Menschen überlässt, seien es Behandler oder Institutionen, gerätst du in die Gefahr des Ausgeliefertseins.

Dies widerspricht zwar den ethischen Grundsätzen, nach denen der Behandler ausschließlich das Wohl des zu Behandelnden und damit auch seine Selbstständigkeit im Auge haben sollte, dennoch wird noch viel Zeit vergehen, bevor sich diese Vorstellung in den Köpfen und den Herzen der behandelnden Berufsschicht (wieder) etabliert hat.

Neben den häufig elitär denkenden Ärzten gibt es heute schon eine kleine (stetig wachsende) Gruppe von Medizinern, die die Zusammenarbeit mit Patienten wertschätzen, da sie wissen:

Ohne die Hilfestellung, die der Betroffene von sich aus liefert, ist es schwierig, die Balance zwischen medizinischen Verordnungen, und dem, was er unabhängig davon noch braucht, herzustellen. Medizinisch kann es sich dabei sowohl um allopathische als auch alternative Maßnahmen handeln.

Zwischen Behandler (ob Arzt, Heilpraktiker oder

Psychotherapeut) und Patient kann sich nicht selten eine mehr oder weniger intensive Beziehung entwickeln. So entsteht im besten Fall beim Behandler ein Hauch Melancholie, wenn er den Patienten als geheilt entlassen kann, im schlechtesten Fall kann er ihn nicht loslassen und hält ihn in einer Art Abhängigkeit. Dies trifft für Kassenpatienten bei sehr vielen Schulmedizinern weniger zu. Hier kann höchstens eine Abhängigkeit von Medikamenten entstehen.

Mögen die „Behandler" also stets als höchstes Ziel vor Augen haben, den Patienten als mündige Partner zu betrachten und ihn nach Beendigung der Behandlung in seine Selbstständigkeit zu entlassen.

Denn wir Behandler sind nur Wegweiser. Wir können euch einen möglichen Weg zeigen. Gehen müsst ihr ihn selbst.

Eine wunderbare Motivation brachte noch im letzten Jahrhundert die Chinesischen Ärzte dazu, die Gesundheit ihrer Mitmenschen als oberstes Ziel vor Augen zu haben:

Sie wurden nur so lange bezahlt, wie die Menschen gesund blieben.

Für uns alle (Behandler, Patienten bzw. Probanden oder Klienten) ist es wichtig, mehr und mehr die Verantwortung für unsere körperliche, geistige und seelische Gesundheit zu übernehmen. Erst dann geschieht Heilung auf allen Ebenen.

21

TEIL 1

Physis

Der physische Körper, der aus etwas mehr als einer Billiarde Zellen besteht, ist für uns alle wahrscheinlich am ehesten begreifbar. Er ist mit unseren Sinnen wahrnehmbar und wurde über die Jahrhunderte weitgehend untersucht und erklärt.

Die Haut, die im Übrigen so schwer ist wie alle Knochen zusammen, umschließt ihn und grenzt ihn von der Umgebung ab. Damit ist für jeden von uns klar:

Da fängt der Körper an, und dort hört er auf.

Jedem, dessen Augenlicht funktioniert, stellt der Körper sich in seinem Erscheinungsbild dar.

Machen wir uns dennoch nicht vor, dass wir ihn verstehen, beziehungsweise die verschiedenen Prozesse nachvollziehen können. Denn er besteht aus viel mehr, als wir ohne weiteres wahrnehmen können. Die Anordnung der Organe zeigt uns dank der anatomischen Untersuchungen, die immer feiner spezialisiert wurden, jedes Anatomiebuch. Medizinische Wissenschaftler gingen bis auf die Zellebene hinunter, um festzustellen, dass sich die Zellen ähneln, ja in einem bestimmten Stadium identisch sind, bevor die wunderbare Arbeit der Spezialisierung beginnt. Das ist auch für uns nicht weiter verwunderlich, wenn wir uns in Erinnerung rufen, dass sie ursprünglich in der Regel aus einer Eizelle und einem einzigen Samen entstanden sind. Inzwischen haben wir von den

Molekularbiologen gehört, dass die menschlichen Zellen wie alles andere Geschaffene im Ursprung aus Molekülen und dann weiter aus Atomen bestehen.

Aber auch hier machte die Wissenschaft nicht halt. Sie stieß vor bis zu den winzigen Teilchen, die sich Quanten nennen und die uns ein völlig neues Bild von dem offenbaren, was wir Leben nennen.

Wir sind es gewohnt, dass Materie fest, dicht und anfassbar ist.

Die Quantenphysik zeigt uns, dass im Grunde genommen alles Schwingung ist. Alles, was existiert, stellt sich je nach Standpunkt als Welle oder Teilchen dar.

Die Welt, wie wir sie wahrnehmen, können wir als Modell betrachten.

Bleiben wir einmal bei diesem Modell, das in unserer Welt seine Daseinsberechtigung hat. Es zeigt uns einerseits, wie wunderbar unser Körper konstruiert ist. Zum anderen möge es unsere menschliche Über-heblichkeit abmildern, wenn wir uns vor Augen führen, dass im Grunde genommen alles Lebendige, besser noch alles Geschaffene, aus den gleichen Grund-bausteinen aufgebaut ist.

Zum Dritten zeigt es uns, dass wir mit all unseren wissenschaftlichen Erkenntnissen das Mysterium Leben noch lange nicht in seiner Gänze verstanden haben und wohl niemals ganz verstehen werden.

Wenn wir das im Hinterkopf behalten, können wir zur weiteren Erklärung wieder das Modell zu Rate ziehen.

Damit komme ich zu den Organen, die uns vertrauter

sind als die Welt der kleinsten Bausteine.

Später möchte ich die westliche Vorstellung mit der östlichen, speziell der chinesischen, verbinden. Denn selbst, wenn wir weit davon entfernt sind, Chinesische Heilkundler zu werden, gibt es einige grundsätzliche Hilfen, die wir uns genau aus dieser Ecke holen können.

Ich fasse die **Organe zu Organsystemen** zusammen, weil wir selten ein Organ isoliert betrachten können.

Es gibt das **Atemwegssystem**, das in der Nase beginnt und über die Luftröhre bis zu den feinen Verästelungen der Bronchien geht, dort, wo der Sauerstoff-Kohlendioxid-Austausch stattfindet.

Der **Verdauungstrakt** beginnt im Mund und läuft durch unseren ganzen Körper, wo er auf seinem Weg immer wieder Verdauungssäfte aufnimmt, die helfen, die Nahrung in körperfreundliche Einzelteile aufzuspalten, bis zum Anus, dem Ausgang für die nicht mehr zu gebrauchenden Endprodukte unserer aufgenommenen Nahrung.

Das **Nieren-Blasensystem** sorgt dafür, dass das Blut gefiltert wird, dh. Die Abfallstoffe werden aus dem Blut geholt, gesammelt und mit Wasser vermischt.

Aus diesem Filtervorgang entsteht der Urin, der dann durch die Harnleiter in die Blase fließt.

Das **Genitalsystem** besteht im weiblichen Körper aus den Eierstöcken, den Eileitern, der Gebärmutter und den äußeren Geschlechtsorganen, respektive im männlichen Körper aus den Hoden, den Nebenhoden, der Prostata und ebenfalls den äußeren Geschlechtsorganen.

Das Nieren-Blasensystem und das Genitalsystem wird meist zu dem Begriff **Urogenitalsystem** zusammengezogen, da nicht nur die Endöffnungen beider Systeme eng benachbart sind.

Zu den **Drüsen im Kopfbereich** sind zu nennen:

Der **Thalamus**, der den größten Teil des Zwischenhirns bildet und „das Tor zum Bewusstsein" genannt wird. Er ist der Empfänger für sensible und motorische Impulse aus der Peripherie, die er an die Großhirnrinde weiter gibt. Außerdem bildet er eine Sammelstelle für die Sinneseindrücke (mit Ausnahme des Geruchsinnes) und sorgt dafür, dass die emotionalen Empfindungen in seinen Kernen umgeschaltet und in die zugehörigen Rindenareale weiter gelenkt werden.

Der **Hypothalamus**, ebenfalls ein Teil des Zwischenhirns, der zusammen mit der **Hypophyse** (Hirnanhangdrüse) andere endokrine Drüsen (Drüsen, die Hormone produzieren, die direkt ans Blut abgegeben werden) mit Hilfe stimulierender Hormone steuert. Er bildet u.a. das Dopamin.

Außerdem kontrolliert der Hypothalamus unsere Gefühle.

Im Gegensatz zu den endokrinen Drüsen kennen wir die exokrinen Drüsen, die sich verteilt am Körper befinden und deren Sekret über die Haut nach draußen befördert wird wie z.B. die Schweißdrüsen.

Die **Epiphyse** (Zirbeldrüse), die das Serotonin (aus der Vorstufe Tryptophan) produziert, das dann bei Dunkelheit in das Melatonin umgewandelt wird. Dieses

Melatonin beeinflusst den Wach-Schlaf-Rhythmus.

Der deutsche Name Zirbeldrüse zeigt in der Form die Verwandtschaft mit den Zapfen der Zirbelkiefer. Der Zirbelkiefernzapfen ist ein Symbol der Spiritualität. Eine große Abbildung eines solchen Kiefernzapfen steht zum Beispiel auf dem Petersplatz in Rom.

Ein weiterer wichtiger Teil unseres Kopfes ist das **Limbische System**, das in enger Nachbarschaft zum Hypothalmus gelagert ist. Es ist einer der ältesten Gehirnteile und für die Ausschüttung von Endorphinen (körpereigene Opioide) verantwortlich.

Über dieses System läuft jede emotional gefärbte Wahrnehmung, Mit Emotionen sind besonders die beiden folgenden Funktionen verknüpft: Geruchssinn und Erinnerungen.

Zum Limbischen System gehören der **Hippocampus** (nach seiner Form, die dem eines Seepferdchens ähnelt, genannt), der zum großen Teil verantwortlich für die Neurogenese (Neubildung der Nerven) ist. Dort können Frühdiagnosen zur Alzheimer Krankheit gestellt werden. Zum Limbischen System gehört außerdem die **Amygdala**, die Erinnerungen und Emotionen bewertet.

Zum **Energie-und Drüsensystem des Körpers** gehören weiterhin:

Die **Schilddrüse** (in der Nähe des Kehlkopfes), deren Hormone wie das Thyroxin und das Calcitonin wesentlich für unser körperliches und seelisches Wohlbefinden sorgen.

Ihr sitzen kappenförmig die **Nebenschilddrüsen** auf, deren Parathormon der Gegenspieler des Calcitonin ist.

Die **Sexualdrüsen**, die generell für unser Wohlbefinden sorgen.

Die **Bauchspeicheldrüse**, die aus zwei Teilen besteht, nämlich aus dem Speicheldrüsenteil, der zur Verdauung beiträgt und aus den einzeln verstreuten Grüppchen, genannt Inseln, die mit dem von ihnen produzierten Insulin für unseren Zuckerhaushalt und nach neuerem Wissen auch mit für unseren Fettstoffgehalt verantwortlich sind.

Hervorragender als jede Polizei arbeitet das **Abwehr- und Blutbildungs-System Milz, Thymus** (Bries) und das **Knochenmark**.

Dem Thymus oder der Thymusdrüse möchte ich noch einen Extraabschnitt widmen. Er wird meistens reduziert auf einen Teil des Abwehrsystems mit einer Wachstumsfunktion, die mit der Pubertät praktisch aufhört.

Die Rolle, die er im Abwehrsystem spielt, ist die eines Ausbildners für die im Knochenmark gebildeten Lymphozyten. Später siedeln sich diese in den Lymphknoten an, werden aber noch über die Blutbahn mit den Thymushormonen kontrolliert, damit sie lernen, Freund vom Feind zu unterscheiden.

Diese so genannten **T-Zellen** werden deshalb auch **Erinnerungszellen** genannt.

Damit gehört der **Thymus zu den endokrinen Drüsen**.

Außerdem spricht man vom Thymus als dem Sitz der Lebenskraft. Wenn er schwächelt, schwächelt der Mensch. Wie wir dem begegnen können, wird im Praxisteil erklärt.

Das große Entgiftungsorgan **Leber** nimmt die Rolle des Körperlabors mit seinen vielfältigen Aufgaben ein.

Blutkreislauf und Lymphsystem sorgen für den Transport von lebenswichtigen Stoffen und den Abtransport von Giften.

Last not least wäre noch zu erwähnen unser Haupt, das nicht nur die feinen, soeben erwähnten Drüsen beherbergt wie Thalamus, Hypothalamus, Hypophyse und Epiphyse, sondern in sich unsere Hauptzentrale, das **Gehirn**, trägt, von dem sich das Rückenmark fortsetzt.

Hier fließt das **zentrale Nervensystem**, das sich von dort in die Peripherie des Körpers fortsetzt.

Im Gegensatz dazu haben wir im Körper verschiedene Hauptnervenzentren des **vegetativen oder unwillkürlichen Nervensystems**. Zu deren Aufgaben gehört die Versorgung unserer verschiedenen inneren Organe. Ein wichtiges, immer wieder erwähntes Zentrum ist der Solar Plexus oder Plexus Solaris in der Magengegend, dessen Aktivität uns je nach Grad Entspannung oder Stress beschert.

Dieser komplexe Organismus wird zusammengehalten von Knochen, Knorpeln, Bändern, Faszien, Bindegewebe und der Haut.

Ich bin jetzt natürlich im Eilschritt durch die Anatomie gesaust. Doch es handelt sich hier nicht um ein Anatomiebuch, sondern soll dir nur einen kleinen Überblick über den Körpers gewähren.

Die Gesamtheit unseres Organismus kann nicht durch eine Reihe von Zufällen entstanden sein, hinter diesem

Wunderwerk steht ein allumfassender Geist. Wie von selbst festigt sich der Gedanke, wie wichtig es ist, diesen Körper zu pflegen, und zwar innerlich und äußerlich. Ich hoffe, dass ich in diesem Sinne einen kleinen Beitrag zu diesem Thema leisten kann.

Feinstofflichkeit

In diesem Kapitel komme ich an den östlichen Heilkunden, die ein klares System von der fein-stofflichen Struktur unseres Körpers dargestellt haben, nicht vorbei.

Die Traditionellen Chinesischen Mediziner, wie die Chinesischen Heilkundler auch genannt werden, haben unsere Organsysteme in einer Elemente-Ordnung zusammengefasst. Man sagt, das sei bereits zur Zeit des Gelben Kaisers geschehen.

Der Gelbe Kaiser (ca. 2674 bis 2575 v. Chr.) gehört zusammen mit vier weiteren Herrschern zu den so genannten Modelherrschern, die das Land vor dem Beginn der Dynastien beherrscht haben. Auch wenn diese Herrscher weniger historischen als mytholo-gischen Ursprungs sind, sagt man vom Gelben Kaiser, er habe maßgeblich an der Alten Chinesischen Kultur mitgewirkt, zu der auch die Traditionelle Chinesische Medizin (TCM, basierend auf dem Taoismus) gehört,.

Auf die Elemente-Ordnung gehe ich später im **Teil 3** noch gründlicher ein, gerade so viel, dass wir diese Theorie für uns praktisch nutzen können.

Nach der traditionellen Chinesischen Lehre entspringen die Elemente, das heißt die Urstoffe, dem Tao, dem

Großen Ganzen. Wir können das mit Gott bezeichnen unter der Voraussetzung, dass wir Gott nicht personifizieren und als christliches Eigentum betrachten.

Die Asiaten haben generell weniger Mühe mit der Vorstellung von etwas Unbegrenzten, Unendlichen. Der Buddhismus z. B. spricht davon, dass Jeder, der dem Rad der Wiedergeburt nach mehr oder weniger vielen Inkarnationen entkommt, in das All-Eine eingeht. Das bringt christliche Theologen dazu, den Buddhisten ihren Glauben an Gott abzusprechen. Dabei berücksichtigt die buddhistische Vorstellung von Gott das Grenzenlose, Allumfassende und Unbegreifbare und ist damit vielleicht realistischer, zumindest umfassender, als in etlichen Punkten die Christliche Lehre.

Aber es geht nicht darum, welche Vorstellung realistischer ist, oder wer den „richtigeren" Glauben hat. Im Gegenteil, es sollte uns dahin bringen, jeden Glauben als gleichwertig zu betrachten; denn er ist für die jeweilige Kultur und Bevölkerungsgruppe der richtige.

Bei dieser Gelegenheit möchte ich auch noch einmal darauf hinwesen, dass sowohl das Christentum als auch der Islam ihre Ursprünge im jüdischen Glauben haben. Dazu kommt, dass Jesus ein Jude war. Das bedeutet, dass es keine wirklich neue christliche Religion gab, sondern eine Erneuerung auf der Basis von etwas Altem.

Wenn wir dies alles bedenken, kommen uns Kriege, die

sich mit religiöser oder rassistischer Motivation tarnen, noch unsinniger vor, als sie es ohnehin schon sind.

Zurück zur Feinstofflichkeit. Sie bedeutet, dass wir alles, was dazu gehört, weder mit unseren Sinnen, noch mit medizinischen Geräten wahrnehmen können. Deshalb lehnt die Schulmedizin in der Regel diese Feinstofflichkeit ab. Kaum ein Mensch, der ein wissenschaftliches Studium hinter sich hat, möchte als blauäugig, gutgläubig und somit als naiv angesehen werden, indem er sich mit Dingen beschäftigt, die nach unseren Kenntnissen gar nicht vorhanden sein können. Warum dennoch ihre Existenz nicht bezweifelt wird, ist, weil die Chinesische, die Indische, die Tibetische und noch eine Reihe anderer fremder Heilmethoden seit Jahrtausenden ihre Wirkung erfahren und später auch beschrieben haben.

An dieser Stelle möchte ich auch die Ärzte erwähnen, die offen in jede Richtung sind und nicht die schulmedizinische Behandlung als die alleinige Methode proklamieren. Ihre Anzahl wächst nur langsam, aber stetig. Was den Ruf dieser alternativen Therapien, die sich mit den feinstofflichen Anteilen des Menschen beschäftigen, weiterhin ruiniert hat, ist die Tatsache, dass es Menschen gibt, die der Ansicht sind, für diese Art der Behandlungsmöglichkeiten bräuchte man keine Ausbildung. Mit anderen Worten, auf dieser häufig lukrativen Welle schwimmen auch etliche unqualifizierte Therapeuten und „Heiler" mit.

Meridiane

Der feinstoffliche Teil des Körpers wird nach Auffassung der östlichen Heilkunden von vielen ebenfalls feinstofflichen Kanälen, den Meridianen (indisch Nadis) durchzogen. Auf diesen Meridianen befinden sich die meisten Akupunkturpunkte, die wiederum durch Stechen mit speziellen Nadeln oder durch Berührung den physischen Körpers beeinflussen können.

Von den vierzehn wichtigsten Meridianen werden wir uns lediglich mit den zwei Haupt- oder Zentralmeridianen beschäftigen. Diese liegen wie die im nächsten Abschnitt folgenden Hauptchakren auf der Mittellinie des Körpers.

Auf der Vorderseite liegt der Haupt-Yin-Meridian, der so genannte **Konzeptions-Meridian** oder das Konzeptionsgefäß, dessen Flussrichtung von der Symphyse auf der Vorderseite des Körpers direkt über der Blase bis zur Unterlippe, also von der Erde zum Himmel geht und demzufolge auch Erdmeridian heißt. Auf der Rückseite befindet sich der Haupt- Yang-Meridian, der sog. **Gouverneurs-Meridian** oder das Gouverneursgefäß. Dessen Flussrichtung beginnt am Steißbein, zieht sich dann über den Rücken zum Kopf und von dort herunter bis zur Oberlippe. Diesem Stückchen Meridian, das vom Kopf herunter fließt, verdankt der Meridian den Namen Himmelsmeridian. Denn hier kommt der Meridian vom Himmel in Richtung Erde. Diese Flussrichtung ist wichtig, wie im **Teil 3** ausführlich erklärt wird.

Chakren

Ich bin sicher, du hast schon von den Chakren gehört, sei es im Yoga oder in Berichten über die Ayurveda-Medizin.

Die Begriffe mit ihrer Bedeutung habe ich ursprünglich dem Buch von **William Leadbeater** entnommen. Er hat ein Grundwerk geschrieben, nach dem sich meines Wissens nahezu alle nachfolgenden Autoren dieser Sachliteraturart gerichtet haben. Im Lauf der Jahre sind die Chakren jedoch schon zum Allgemeingut eines jeden Yoga Praktizierenden geworden.

Chakra ist ein Wort aus dem **Sanskrit**, der alten indischen Sprache, und heißt wörtlich **Rad**. Es handelt sich hier um Lichtpunkte oder besser gesagt Lichtwirbel, deren Größe, Klarheit und Drehgeschwindigkeit mit ihrer Aktivität zusammen hängen. Sie werden auch als Nervenpunkte des Ätherischen Körpers bezeichnet, da sie im Ätherkörper lokalisiert sind. (Der Ätherkörper folgt in der Beschreibung der feinstofflichen Körper weiter unten)

Einerseits sind sie eng mit den spirituellen Kanälen der höheren Körper, andrerseits mit den Drüsen und Nervengeflechten des physischen Körpers verbunden, mit anderen Worten Verbindungspunkte zwischen der Feinstofflichkeit und der endokrinen und neurologischen Physis.

Die sog. **Haupt-Chakren** sind auf der Mittellinie des Körpers angeordnet. Wir können nicht genau sagen, ob sie vorne oder hinten liegen, obwohl immer wieder differenziert wird, von welcher Richtung sie Energie aufnehmen oder abgeben. Was man aber sehr genau sagen kann ist die Höhe ihrer Anordnung in der Senkrechten. Diese Positionen entsprechen interessanterweise denen der vegetativen (unwillkürlichen oder autonomen) Hauptnervenzentren, deren Lage erst Anfang des 20. Jahrhunderts von westlichen Wissenschaftlern entdeckt wurde.

Im **Teil 3** folgt eine genaue Beschreibung der Chakren.

Es gibt viele Nebenchakren, die im Körper verstreut liegen; für unsere Zwecke reicht es jedoch, wenn wir uns bei Bedarf auf die Hauptchakren konzentrieren.

Sowohl bei den Chakren, als auch bei den Akupunkturpunkten nehmen wir immer das eigene Körpermaß, wenn wir die Position beschreiben wollen. Daumen- und Handbreite entspricht also jeweils dem Maß des körpereigenen Daumens oder der körpereigenen Hand.

Feinstoffliche Körper oder Ebenen

Der nächste Absatz in dieser Rubrik beschäftigt sich mit den feinstofflichen Körpern, auch Hüllen oder Ebenen genannt.

Als erstes sprechen wir von dem feinstofflichen Körper, der **Ätherkörper** genannt wird. Er entspricht in etwa einem feinstofflichen Double des physischen Körpers. Wie die Bezeichnung Double sagt, ähnelt er dem physischen Körper, ist allerdings, wie schon oben erwähnt, nicht mit unseren normalen menschlichen Sinnen wahrnehmbar. In diesem Ätherkörper finden wir feinstoffliche Elemente wie z.B. auch die oben genannten Chakren.

Die Ätherebene gilt als Brücke zwischen der physischen und den feinstofflichen Ebenen.

Hier versuchen die Chakren auszugleichen, was sich oft belastend auf sie auswirkt. Wären wir hellsichtig, könnten wir wahrnehmen, wie die Drehung dieser feinen Energiezentren sich in verschiedenen Geschwindigkeiten drehen, ja nachdem, ob und wie sie belastet sind.

Wie im **Teil 3** erwähnt, können wir körperliche Irritationen über die Chakren auflösen.

Der nächst feinere Körper ist der **Emotionalkörper**.

Er wird im Allgemeinen als der Sitz unserer Emotionen bzw. unserer Gefühle, bezeichnet. Wir haben die Erfahrung gemacht, dass die Emotionen nicht im feinstofflichen Körper stecken bleiben, sie wirken in unseren physischen Körper hinein. Nerven und Hormone sorgen u. a. auch hier für den Übergang zwischen dem emotionalen und dem physischen Körper.

Der **Mentalkörper** ist von noch feinerer Substanz. Er ist der Sitz der Gedankenkräfte. Wir unterscheiden diese Ebene vom Verstand, der sich vorwiegend durch Logik auszeichnet. Die Mentalebene beinhaltet einerseits das Reservoir der Gedanken, andrerseits liegt hier die Fähigkeit, weit über das übliche Gedankengut hinaus zu gehen und Kreativität und Visionen entstehen zu lassen.

Es gibt wirkungsvolle Hilfen dafür, wie wir mit den Belastungen der verschiedenen Ebenen umgehen können, bevor es zu dem Ausbruch einer Krankheit kommt. Hier helfen uns unter anderem so genannte Visualisierungen.

Wir können uns z.B. einen Freiballon mit angehängtem Korb vorstellen, in den wir all das Belastende und Irritierende hineinpacken, ihn dann los- und in das Universum hinein fliegen lassen

Wenn du die Vorstellung hast, dass geistige Helfer dich begleiten, kannst du sie bitten, dir beim Loslassen deiner Belastungen behilflich zu sein.

Oder du kannst dir z.B. ein Haus vorstellen, in dem jeder Raum für eins der Gebiete steht, die für dein Leben wichtig ist. Die vier großen Räume/Gebiete, um die es bei Menschen am häufigsten geht, sind:

– Gesundheit
– Partnerschaft
– Beruf
– materieller Wohlstand (häufig mit dem Beruf
  verknüpft)

Indem du jeden Raum betrittst, erbitte dir geistige Hilfe, um mit den jeweiligen Problemen fertig zu werden bzw. sie aufzulösen.

Wenn deine Skepsis nicht zu groß ist, probiere eine dieser (oben erwähnten) Methoden aus, und du wirst erstaunt sein, wie erfrischt du dich danach fühlen kannst und wie erleichtert.

Die feinste Ebene, die noch mit uns zu tun hat, aber bereits nicht mehr durch unsere bewussten Handlungen, Gedanken und Gefühlen beeinflussbar ist, ist der **Kausal- oder spirituelle Körper**. Er ist das Bindeglied zwischen uns und dem Geistig-Spirituellen Bereich. Du wirst ihm bei der Beschreibung des Höheren Selbst begegnen.

Ich bin der Ansicht, wir können nur heil sein, wenn alle vier Ebenen gelebt werden. (Physisch, emotional, mental, spirituell.)

Ohne Spiritualität fehlt in unserem Leben etwas Entscheidendes, nämlich der Sinn. Wir müssen den Verursacher, den Chef der spirituellen Ebene, nicht Gott nennen, wir können ihn die Quelle allen Lebens, allen Seins nennen. Aber ich bin sicher, ohne an einen Verursacher aller Ursachen -in welchem Gewand auch immer- zu glauben, geraten wir irgendwann mit unseren Vorstellungen in eine Sackgasse.

Wie wir durch alte Überlieferungen wissen, befinden sich die verschiedenen feinstofflichen Ebenen nicht etwa, wie in Zeichnungen zu sehen ist, in einem immer größer werdenden Abstand vom physischen Körper, sondern sie durchdringen sich und die Physis gegenseitig. Mehr noch, der feinste Teil ist einerseits am weitesten von uns entfernt und gleichzeitig am tiefsten in uns drin. Natürlich können wir das weder zeichnen noch verstehen, da die feinstofflichen Teile nicht unserer dreidimensionalen Welt angehören, sondern ihren Ursprung in einer anderen Dimension haben. Der Übergang dürfte fließend sein. Auch wenn wir es mit unserem Gehirn, das auf drei Dimensionen begrenzt ist, nicht verstehen, haben wir in der modernen Physik von Beispielen gehört, die höhere Dimensionen einbeziehen. Z.B. wechseln Elektronen zwar ihre Energiebahnen, die keine Bahnen sind, sondern Energiestadien, befinden sich jedoch einen Bruchteil unserer Zeit nicht in unserem Raum. Unsere Vorstellungen sind damit überfordert, und so ist es vielleicht das beste, es als gegeben anzunehmen, dass Feinstofflichkeit nicht zur Materie gehört, wir sie aber durchaus über die Berührung mit der Materie, durch physikalische Versuche und durch unsere Gedankenkräfte erreichen können, während sie umgekehrt unsere Gesamtpersönlichkeit und unsere Umwelt beeinflussen.

Seelischer Anteil

Bei unserem seelischen Anteil unterteile ich zwischen der niederen oder körpergebundenen Seele und der höheren oder Geistseele. Erstere ist nicht nur eng verwoben mit Nerven, Hormonen, Emotionen und körperlichen Befindlichkeiten, sondern auch beeinflussbar von Begegnungen, Erlebnissen, Erinnerungen und Gedanken.

Die höhere oder Geistseele ist für mich das, was bleibt, wenn der Körper zerfällt. In der Vorstellung Vieler inkarniert sie sich in etlichen Leben, um zu lernen, sich weiter zu entwickeln und irgendwann eins zu werden mit dem Urgrund allen Lebens, aus dem sie entstanden ist. Wir wissen natürlich nicht, was wirklich mit uns oder einem Teil von uns geschieht, wenn wir unseren Körper verlassen. Jeder wird hierzu seine persönliche Vorstellung haben, und es wäre vermessen, darüber zu urteilen, was die Wahrheit ist und was unserem Wunschdenken entspringt.

Bewusstseinsanteile

Um uns zu einer Gesamtpersönlichkeit zusammen-zufügen, bleiben noch die verschiedenen Bewusstseins-anteile, die meines Erachtens am anschaulichsten in der **Hawaiianischen Huna-Lehre** beschrieben werden.

Vorausschicken möchte ich, dass das Bewusstsein weder geteilt, noch wirklich beschrieben werden kann.

Denn das Bewusstsein ist alles. Alles ist im Bewusstsein enthalten, während die Welt und alles, was in unserer Vorstellung außerhalb von uns existiert, eine Projektion des Bewusstseins ist.

Wir leben in der Polarität, die nur eine scheinbare Sicht der Welt ist und vom Bewusstsein kreiert wurde.

In der Physik haben wir gelernt, dass Modelle immer nur einen Ausschnitt eines Ganzen beschreiben, denn nur so können wir uns dem Ganzen Schritt für Schritt annähern.

Wenn wir uns das vor Augen halten, können wir für unser Verständnis mit dem Modell unserer Bewusst-seinsanteile beginnen.

Der Teil, mit dem wir dem Tag begegnen und die verschiedenen Geschehnisse des Alltags aufnehmen, ist unser **Mittleres Selbst mit dem Tagesbewusstsein.** Es tritt in verschiedenen Graden der Wachheit auf, und die Gedanken hierzu entstehen in der Regel vorwiegend in der Großhirnrinde.

Dieses Bewusstsein trägt einen großen Teil dazu bei, uns krank zu machen oder gesund zu erhalten.

Wir nennen das, was wir mit dem Tagesbewusstsein

wahrnehmen, Realität. Doch was ist Realität?

Gautama Buddha z.B. beschrieb die wahre Realität als Leere, die gleichzeitig Fülle beinhaltet. Dieses Paradoxon kommt der Wirklichkeit nahe, denn die Wirklichkeit ist wohl nur als Paradoxon beschreibbar. Anders können wir uns ihr nicht nähern.

Der Anteil unseres Bewusstseins, in dem unsere Erinnerungen mitsamt ihren Emotionen gespeichert sind, ist unser **Unteres Selbst**. Seit **Freud** nennen wir es auch **Unterbewusstsein oder persönliches Unbewusstes**, um es abzugrenzen vom **kollektiven Unbewussten**, ein Begriff, den der Freud-Schüler **C.G. Jung** für das Unbewusste geprägt hat, da es nicht nur zu einem einzelnen Menschen gehört, sondern das gemeinsame Unbewusste der gesamten Menschheit bildet.

Unser **Unteres Selbst** ist der kreative, fantasievolle Teil in uns, dem wir eine extrem starke Erinnerungsfähigkeit zuschreiben können, gleichzeitig aber eine Unfähigkeit, logische Verknüpfungen herzustellen. Da es ein kindliches Gemüt hat und damit unser Kindsein und unseren Spieltrieb spiegelt, nennen wir es in unseren Breiten oft unser Inneres Kind. Ich finde, dieser Name deckt nicht ganz das volle Spektrum des Unteren Selbst ab, aber vielleicht kannst du mit der Bezeichnung besser umgehen.

> *„Auf jeden Fall ist es nie zu spät, sich ein glückliches Inneres Kind zu gestalten."*
> *(Mark Heller)*

Wichtig ist das Wissen, dass wir unserem Unterbewusstsein absolut vertrauen können. Voraussetzung ist, es zu respektieren. Es ist immer bereit, uns zu helfen. Da es aber auch kindliche Züge hat, sollten wir es weder ignorieren noch beschimpfen. Wie oft beschimpfen wir uns selbst nach dem Motto: „Was habe ich Blödian mir nur dabei gedacht. Bin ich dumm!" Oder auch: „Ich hasse mich, meinen Körper." Unser Unterbewusstsein wird diese Selbstbezichtigungen immer auf sich beziehen und sein Verletzsein und seine Kränkung werden sich in einer unlogischen, manchmal auch bockigen Haltung zeigen, die uns wiederum nicht gut tut und im Zweifelsfall sogar dazu beiträgt, uns krank zu machen.

Wie wir mit dem Unterbewusstsein kommunizieren können, erläutere ich genauer im **Teil 4**.

Eine Brücke zwischen Unterbewusstsein und Verstand bildet unser **Ego**. Ich denke, es ist eine Illusion, das Ego auflösen zu wollen. Vielleicht können wir es im Laufe unseres Lebens verwandeln. Jedenfalls ist es ein wichtiger Teil unserer Existenz, ein Teil, der eine größere Nähe zum Verstand hat als zum Geist. Auch wenn wir ohne unser Ego in unserer Gesellschaft leicht verloren gehen können, muss es immer wieder in seine Grenzen verwiesen werden

Es hat eingefahrene Vorstellungen zu dem, was man zu tun und zu unterlassen hat. Es will für seine/n „BesitzerIn", dass er/sie der Größte, Beste, Klügste und Schönste ist. Ich nenne es gerne das **Schneewittchen-Stiefmutter-Syndrom**. Es will sich den Vorstellungen der Gesellschaft anpassen. Gleichzeitig will es sich von der Masse unterscheiden, indem es besser und klüger, ausgefallener und exotischer ist als seine Mitmenschen. Es will Individuum bleiben und sich andererseits nicht von der Masse isolieren. „Mainstream" ist seinen Vorstellungen ausgesprochen zuwider; dennoch will es mitreden können. Es will beachtet und für seinen Intellekt bewundert werden. Den größten Horror hat es davor, zugrunde zu gehen, wenn wir unseren Körper verlassen. Die Angst vor dem Tod, die wohl in jedem Menschen steckt, weil er in der Regel weder vorstellbar noch kalkulierbar ist, hat ihre Wurzel im Ego. Sich aufzulösen in einem großen Ganzen, erfüllt es mit Panik.

Schwieriger ist es, den Teil zu beschreiben, der uns Inspiration und Intuition vermittelt. Er wird unser **Höheres Selbst** genannt und verbindet uns mit dem Urgrund allen Schaffens, gehört also anteilmäßig nicht nur zu uns, sondern auch zum Göttlichen bzw. wenn dir die Bezeichnung besser gefällt, zum Universellen. In der spirituellen Literatur wird die Kausalebene als Sitz des Höheren Selbst bezeichnet. Je mehr wir uns mit Hilfe der Meditation oder im Zwiegespräch dem Höheren Selbst zuwenden und anvertrauen, umso klarer spüren wir die Signale von unserer wirklichen Essenz.

Die **Kahunas** (die Weisen, Heiler und Lehrer der oben erwähnten **Hawaiianisch-Schamanischen Lehre**) sagen, das Untere Selbst sei so etwas wie ein Kind des Höheren Selbst, und indem wir dieses Untere Selbst ansprechen, wird uns auf direktem Weg die Kontaktaufnahme zum Höheren Selbst ermöglicht. (Kommunikation mit unseren Selbsten **s. Teil 4**)

Damit habe ich das wichtige Gerüst, das unser Menschsein ausmacht, angesprochen. Selbstverständlich erhebe ich keinen Anspruch auf Vollständigkeit. Es gibt Autoren, die unterteilen noch jeweils die einzelnen Körper oder Ebenen. Damit ist die Gefahr der Verzettelung groß, ohne dass es meiner Meinung nach in einem sinnvollen Verhältnis zu deren Nutzen steht.

Ich glaube, wenn wir lernen, damit umzugehen, dass unser Menschsein viel komplexer ist als das Bild, das unser Körper vermittelt, und wenn wir lernen, mit dieser Komplexität zu leben, es zu respektieren oder es in unsere Meditationen einzuflechten, haben wir ein großes und wichtiges Stück unserer persönlichen Heilungsarbeit in die eigenen Hände genommen.

TEIL 2

Hier gehe ich vor allem auf mentale und emotionale Verhaltensweisen ein, die unsere Gesundheit günstig beeinflussen.

(Ge-)Danken

Diesen Abschnitt widme ich dem Danken. Dem Danken, das ganz viel mit unseren Gedanken (wie die Bezeichnung auch schon zeigt) und damit unserem mentalen Anteil zu tun hat.

In meinen kinesiologischen Kursen haben wir anhand der Muskeltests ein anschauliches Bild davon bekommen, wie negative Gedanken die „Zielperson" schwächen und positive sie stärken. Andererseits lösen sie denselben Effekt beim „Sender" aus. Ebenfalls zeigte uns der Muskeltest, was ein aus vollem Herzen ausgesprochenes Danken bewirkt. Wieder machten wir die Erfahrung, dass ein „Danke" sowohl die Person stärkt, die den Dank empfindet, als auch diejenige, die ihn empfängt, gleichgültig, ob der Dank ausgesprochen oder nur gedacht wird. Die Hauptsache ist, dass er wirklich empfunden wird.

Wenn dir dies bewusst wird, kannst du dir vorstellen, dass generell mit der Kraft der Gedanken sehr viel bewegt und erreicht werden kann.

Vielleicht weißt du das schon, hast über die Macht der Gedanken einiges gelesen. Dennoch ist es verblüffend, wie der Körper in dem Muskeltest für Jeden sichtbar auf diese Gedankenkräfte tatsächlich reagiert.

So wie bei uns ein Gedanke entsteht, erzeugt er Neuropeptide (Botenstoffe), die er an den Körper schickt. Daraufhin reagiert unser Körper mit Emotionen. Fühlen wir etwas, schüttet der Körper chemische Botenstoffe aus, die unser Gehirn beeinflussen. Gedanken und Gefühle beeinflussen sich also gegenseitig und das für unser Empfinden nahezu gleichzeitig.

Lassen wir den berühmten **Yogi Paramahansa Yogananda** in diesem Zusammenhang zu Worte kommen:

„Der Gedanke ist die Matrix aller Schöpfung."

Bleiben wir noch ein wenig bei dem Danken.

Hast du, seit du erwachsen bist, deinen Eltern dankbare Gedanken geschickt oder ihnen mit Worten gedankt?

Ich gehe jetzt nicht auf die schwierigen Familienverhältnisse ein, in denen empfindliche Strafen ein Erziehungsmittel sind, oder in denen physischer und/oder psychischer Missbrauch geschieht. In solchen Situationen benötigen die Betroffenen andere Hilfe.

Ich rede von den „so genannten normalen Familien".

Wenn wir dem Kleinkindalter entwachsen sind, sind die meisten von uns mit den Vorschlägen, den Entscheidungen, ja den Erziehungsmaßnahmen ihrer Eltern nicht hundertprozentig einverstanden. Mehr noch, sie haben vor, es später mit ihren eigenen Kindern anders und (in ihren Augen) besser zu machen.

Für jede Generation ist es wichtig, die Methoden der Älteren kritisch zu betrachten und die eigenen Vorstellungen zu realisieren, auch wenn sich diese beim genaueren Hinschauen nicht so sehr von dem unterscheiden, was in der Kindheit gelernt worden ist.

Es ist menschlich und verbreitet, dass Eltern ihre Kinder mit ihren eigenen, teils unerfüllten Wünschen konfrontieren. Die oftmals verpassten Chancen in ihrem Leben sind häufig der Auslöser dafür, den Kindern ihre nicht realisierten Vorstellungen überstülpen zu wollen.

Das kann es der nachfolgenden Generation erschweren, ihren eigenen Weg zu gehen. Manchmal wird dieser Weg mit einem schlechten Gewissen eingeschlagen, weil er sich gegen die Meinungen und Ansichten der Eltern richtet.

In dem Moment, wo du altersmäßig erwachsen bist, ist es wichtig, aus den Wünschen und Vorstellungen der Eltern das heraus zu filtern, was für deinen Weg und deine Zukunft wertvoll sein kann, alles andere jedoch, was deinen Gefühlen und Vorstellungen entgegen steht, bei ihnen zu lassen.

Du lernst im Laufe des Erwachsenwerdens, dass es immer wieder Zeiten gibt, in denen du deine Entscheidungen treffen musst, mit denen du dich von deiner Kindheit verabschiedest.

Du machst die Erfahrung, dass du bei jeder Entscheidung nicht nur etwas aufgibst, sondern auch etwas gewinnst. Und du lernst, dass klare Entscheidungen dich stark machen.

Auch wenn dich deine Schritte scheinbar von den Eltern entfernen, indem du ihre Methoden nicht wiederholen willst, ist es sehr befreiend, den Eltern gegenüber Liebe und Dankbarkeit zu empfinden. Denn seit du auf die Welt gekommen bist, haben sie getan, was zum derzeitigen Zeitpunkt in ihren Augen das Beste war und was in ihren Kräften lag.

Erst wenn du so weit bist, dass du das nicht nur akzeptierst, sondern in ihrem Handeln ihre Liebe erkennst, ist der Schritt ins erwachsene Dasein gelungen.

Wenn wir bei deiner Ursprungsfamilie sind, denk daran, dass in deinem Körper nicht nur das Blut deiner Eltern, sondern auch das der Ahnen fließt. Wenn du keine Kinder hast, bist du das letzte Glied dieser mächtigen Kraft, die sich in der Ahnenreihe sammelt.

Es bleibt jedem Einzelnen überlassen, ob er sich vorstellen kann, dass die Seelen der Vorfahren an irgendeinem anderen Ort oder in irgendeinem anderen Zustand weiter leben. Dennoch tut es gut, sich dieses vorzustellen. Wenn du deinen Ahnen dankst, dass du ein Glied dieser langen Reihe sein darfst, kannst du vielleicht spüren, was für eine Kraft von dieser Vorstellung ausgeht.

Wir können jedoch nicht nur einer oder mehreren Personen danken, wir können auch unserer eigenen Seele, den Bewusstseinsanteilen, den feinstofflichen Elementen, den Organen und den Zellen danken. All das, wohin wir unseren Dank schicken, wird gestärkt. Wenn wir bedenken, dass jede unserer Körperzellen eine natürliche Intelligenz hat, können wir uns vorstellen, dass sie alle empfänglich für ein Ansprechen sind.

So wie alle Teile, alle Zellen, die zu unserer Persönlichkeit gehören, auf Dank reagieren und Kraft daraus gewinnen, so reagieren sie natürlich auch auf Kritik, Vorwürfe und Beleidigungen, und zwar mit Schwäche.

Gerade in unserem Teil der Welt, und ich spreche von den westlichen Industriestaaten, sind wir in den seltensten Fällen mit unserem Körper, unserem Aussehen und häufig auch mit unserem Status zufrieden.

Auch wenn wir Gesundheit und einen gewissen Wohlstand haben, mäkeln wir häufig nicht nur an unserem Umfeld, sondern auch an unserem Aussehen und unserem Körper herum.

Wir neigen dazu, ihn zu beleidigen, weil er sehr oft nicht dem Bild entspricht, das wir gern von ihm hätten.

Hier ist ebenfalls ein Dank angebracht, dass er uns bis hierher so gut getragen hat, uns Bewegung und sinnliche Genüsse ermöglicht hat. Wenn er in diesen Punkten nicht das gebracht hat, was wir nicht nur von ihm erwarten, sondern es eigentlich für selbstverständlich erachten, dann bedenke, dass der Körper immer den Wunsch hat, das auszudrücken, was ihm von unseren Gedanken signalisiert wird.

In jedem Fall kannst du deinem Körper deinen Dank sowohl in Worten und Gedanken als auch durch liebevolle Behandlung und gesunde Nahrung zeigen. Umso mehr wird er die größtmögliche Kraft aufwenden, aus den Gegebenheiten das Beste zu machen.

Wenn wir der Natur danken, stärkt es uns ebenfalls. Und ich gehe davon aus, dass es auch die Natur stärkt.

Wir können den Helfern der Natur, den Elementarwesen, danken. Wenn wir mit einem dankbaren Gefühl unseren Spaziergang durch Feld, Wald und Wiesen machen, stärkt es die Natur, deren Helfer und uns.

Es wäre ebenfalls wunderbar, wenn wir uns zur Gewohnheit machen würden, dem Göttlichen, der Quelle der Natur, dem Urgrund allen Lebens, oder wie auch immer wir das benennen, was für viele Menschen Gott bedeutet, wenn wir diesem Göttlichen danken. Es stärkt uns in einem ungeheuren Maße.

Und wenn wir gerade dabei sind: Stärkt es eigentlich das Göttliche, wenn wir unseren Dank dorthin richten? Das Göttliche ist grenzenlos, vollkommen, mit einem Wort nicht verbesserungswürdig.

Doch hat jeder Mensch sein eigenes Gottesbild, seinen Göttlichen Ansprechpartner. Nur das Vollkommene kann sich so klein machen, dass es für seine Geschöpfe annähernd begreifbar wird. Und so gewinnt auch das individuelle Gottesbild an Stärke, wenn wir unseren Dank in seine Richtung senden.

Es gibt ganz sicher Zeiten, in denen uns nicht einfällt, wofür wir danken können. Da gibt es Krankheit, Verluste oder Gefühle des Mangels und der Not, und manchmal sind wir in der Stimmung, den Tag am liebsten aus unserem Kalender zu streichen.

Versuche, in solchen Momenten für irgendetwas zu danken, was du normalerweise als Selbstverständlichkeit hinnimmst und was dir erst auffallen würde, wenn es nicht vorhanden wäre. Es gibt einiges, das für den „Normalmenschen" selbstverständlich und bei näherem Hinsehen dennoch dankenswert ist. Sei es, dass du dich noch bewegen kannst, sei es, dass dein Verstand und deine Sinne funktionieren, dass du einen wachen Geist hast, Musik hören, Bücher lesen, Filme anschauen kannst, dass du Wärme in deinem Heim, genügend zu essen und kein Kriegsgeschehen um dich herum hast.

Sei gewiss, der Dank, den du dann aussprichst, hilft dir, deine Kraft (zumindest teilweise) wieder zu finden. Wenn nicht gleich, dann in jedem Fall später.

Vergiss nicht, dass du ein unendliches Potenzial in dir hast, sonst würden weder deine Heilkräfte existieren, noch deine Visionen, wenn du sie fokussierst, Wirklichkeit werden.

Für die Menschen, die durch die Gegend hasten, sich mit Lärm, stetig wechselnden Bildern und scheinbar beruhigenden Stoffen zudröhnen, wäre es besonders wichtig, sich für eine kleine Besinnung, in der ein Dank empfunden und ausgesprochen wird, einige Minuten Zeit zu nehmen.

Wie auch dein Dank ausfällt, handle so, dass du immer das Gefühl hast, du bist mit dir im Einklang. Schaue, dass du das Körnchen findest, dass etwas Gutes beinhaltet, so dass du ehrlichen Herzens Dankbarkeit fühlen kannst. Häufig stellt sich das Körnchen später als ein Riesenbrocken heraus.

Im **Teil 4** gehe ich auf weitere praktische Beispiele ein.

Es gibt so viel, wofür wir danken können. Beginne gleich jetzt damit. Es kostet kaum Zeit und Überlegung und ist doch so wirkungsvoll, das kleine Wörtchen DANKE.

Achtsamkeit

Achtsamkeit entsteht auf derselben Ebene wie das Danken.

Achtsamkeit zu leben, bedeutet einerseits, achtsam mit uns selbst, unserem Körper und unseren Emotionen umzugehen. Andererseits hilft sie, Allem und Jedem ebenfalls mit Respekt zu begegnen.

Achtsamkeit hat vor allem mit dem Wahrnehmen der Gegenwart zu tun. Wahrnehmen der Gegenwart wiederum bedeutet, dass man bewusst und damit seine eigene Kraft lebt.

Damit steht weder Zukunft noch Schicksal fest, wie die Wissenschaftler der ziemlich jungen „Epigenetik" aussagen.

Die **Epigenetik** beschäftigt sich mit der Aktivität der Gene, die eine Veränderung hervorruft ohne Änderung der DNA-Sequenz.

Lange bevor die Epigenetik die Biologie der Genetik revolutionierte, gab es die folgenden interessanten Zeilen:

Zitat aus dem Buch „**Akasha Chronik" von Gabrielle Orr:**

„Die Zukunft ist nicht aus Stein gemeißelt. Es wird immer den freien Willen und zugleich auch etwas Geheimnisvolles im Leben geben. Wir richten uns auf die Gegenwart aus, in der all unsere Macht existiert. Wir übernehmen zugleich Verantwortung für unsere Macht, das angestrebte Resultat kreativ

mitzugestalten, anstatt zu erwarten, dass sich eine äußere Macht schon um alles kümmern wird."

Erinnere dich an das alte Kinder-Sprichwort:

Hilf dir selbst, dann hilft dir Gott.

Wie bereits **Franz von Assisi** sagte:

"Tu alles in deiner Macht Stehende und gib den Rest dann an eine Höhere Instanz ab".

Beide Sprüche weisen ebenfalls auf die Möglichkeit hin, das scheinbar unveränderliche Schicksal zu verändern.

Unterscheide also zwischen Hinnehmen und Aktiv werden. Beim Hinnehmen ist Hingabe gefragt, welche häufig mit Unterwerfung verwechselt wird. Unterwerfung wird nicht vom eigenen Willen gesteuert, hat immer mit der Machtausübung einer anderen Person und einer Unfreiwilligkeit zu tun. Hingabe entsteht aus dem freien Willen und wird von echter Demut begleitet, die nur dann in uns entsteht, wenn uns bewusst wird, dass es etwas Größeres gibt als uns, von dem wir alle kleine, wenn auch wichtige Teile sind.

Wir können Achtsamkeit üben, indem wir sorgsam mit Menschen, Tieren, Pflanzen und Dingen umgehen. Das ist wirkliches Mitgefühl. Während Mitleid uns immer erhebt über diejenigen, denen gegenüber wir Mitleid empfinden, ist das Mitgefühl jenseits aller Art von Bewertungen und Beurteilungen. Es bedeutet, Akzeptanz und Empathie der Umwelt gegenüber empfinden zu können. In gewisser Weise machen uns diese Gefühle frei, denn jedes Aussteigen aus unserem inneren Wertekatalog bewirkt in uns Freude und damit Freiheit.

Dieses Aussteigen ist nicht so einfach. Es ist sehr menschlich, in einem Wertesystem zu stecken. Denn es gab und gibt Situationen, in denen ein schnelles Bewerten lebensnotwendig war und teilweise noch ist. Dennoch sollten wir versuchen, im zwischenmenschlichen Kontakt aus unserem Verstand mit seinen ewigen Wertungen heraus und in unser Gefühl hinein zu gehen, was manchmal schwierig zu bewerkstelligen ist. Wir können unsere Sinne aktivieren, genau hinzuschauen und hinzuhören. So wie wir ein kostbares Porzellan, einen wertvollen Stoff berühren würden, so können wir Menschen, Tiere, Pflanzen, Gräser, Steine, Gemäuer, Wasser, Erde, Sonnen beschienene Flecken und die Bewegung der Luft ertasten.

Der Schamane drückt es so aus: *„Gehe achtsam mit jedem Selbst um, auch mit deinem eigenen."*

Irgendwo habe ich einmal den Satz gelesen, der all dies auf den Punkt bringt:

„Achtsamkeit ist eine Liebesbeziehung mit dem Leben."

Vertrauen

Eine weitere Hilfe ist es, Vertrauen zu gewinnen. Ich spreche von dem Urvertrauen, das ursprünglich in jedem Geschöpf steckt.

Das Vertrauen ist etwas, das in uns hineingelegt wurde als Geschenk neben den vielen anderen Geschenken. Es mag versickert sein wie viele andere frühkindliche Qualitäten, von denen wir die Überzeugung gewannen, wir müssten sie unserer Umgebung und dem Leben opfern. Aber es ist noch tief in uns drin. Nehmen wir es mal als gegeben und schauen, was es mit uns macht.

„Stell dir vor, dass etwas ist, und du wirst sehen, es wird sich realisieren"

Ein Satz, den mir die legendäre **Elisabeth Haich** als Widmung in eins ihrer Bücher schrieb.

Angst

Ängste des täglichen Lebens

Auf die gleiche Ebene wie Vertrauen gehört für mich Angst als entgegen gerichteter Pol.

Vertrauen überwindet Angst, löst sie unter Umständen auf oder lässt sie zumindest schrumpfen. Angst ist, wie wir wissen, meistens auf die Zukunft gerichtet. Wir haben selten in der Gegenwart Angst, es sei denn, wir befinden uns gerade in einer Angst auslösenden Situation. Das heißt, Angst bringt uns meistens davon ab, in der Gegenwart zu leben.

Lassen wir einmal die Angst auslösenden Situationen aus, die im Übrigen sehr viel mit berechtigter Vorsicht zu tun haben. Dann bleibt die, auf die Zukunft gerichtete Angst.

Hier agieren wir auf zwei Ebenen. Zum einen auf der Mentalebene, denn wir malen gedanklich ein Schicksal aus, von dem wir nicht wissen, ob es jemals Realität wird. Zum anderen auf der Emotionalebene, wo die gedanklichen Bilder Auslöser für die Angstgefühle sind. Dieser Vorgang zeigt uns, dass Gefühle in der Regel Reaktionen auf Gedanken sind, mit denen wir uns identifizieren,

Gedanken können, wie wir wissen, eine große Kraft entwickeln. Es ist also wichtig, den Gedanken eine positive Richtung zu geben. Du und nur du entscheidest, von welcher Art deine Gedanken sind. Übungen dazu erfährst du im **Teil 4 (Der Weg in die Praxis).**

Angst vor dem Tod

Das Thema Angst wäre nicht vollständig, wenn ich die Angst vor dem Tode unerwähnt ließe.

Die meisten antworten auf die Frage nach der Angst vor dem Tod, dass sie vor dem Tod keine Angst haben, denn sterben müsse ja jeder. Die größte Angst sei die Angst vor dem Leiden bzw. vor dem Sterben selbst.

Abgesehen davon, dass Angst ein Gefühl ist und der Satz „Jeder muss sterben" ein Gedanke, wir also wieder bei der Antwort auf diese Frage zwischen der Emotionalebene und der Mentalebene hin und her schwanken, denke ich, dass diese Aussage nur teilweise der Wahrheit entspricht. Krankheit und Schmerz ist uns näher, gehört zum Leben wie die Genesung, ist selten etwas Endgültiges. Darüber können wir sprechen, denn diese Angst ist „legitim".

Mit dem Tode, beziehungsweise dessen Beginn, nämlich dem Sterben, können wir wenig anfangen. Es ist das Auflösen unseres Körpers und das Sterben unseres Ego.

Und das macht wirklich Angst. Eine Angst, die wir ungern wahr haben wollen.

Es ist eine der Urängste, die tief in uns angelegt sind,

und zwar seit der Geburt. Es beginnt damit, dass wir auf eine unsanfte Art von der Höhle getrennt werden, die uns in der Regel ein dreiviertel Jahr lang Schutz gewährt hat. Im weiteren Leben erfahren wir eine Trennung nach der anderen, ohne sie wirklich zu verstehen, sei es die vorübergehende oder unwiderrufliche Abwesenheit eines Elternteils oder eines Familienmitglieds, sei es das Verlieren des Partners, der Partnerin, eines Freundes, einer vertrauten Umgebung. All dies lässt die Angst, die häufig mit einem Nichtbegreifen einher geht, immer wieder aufflackern.

Mit jedem Gefühl des Verlassenwerdens und mit jedem Loslassen bereiten wir uns unbewusst auf das große endgültige Loslassen vor.

Um mit dieser Angst leben zu können, stehen uns mehrere Schutzmechanismen zur Verfügung. Angefangen bei einer Art Fatalismus, über den Glauben bis hin zum Urvertrauen, das trotz aller Ängste zumindest als rudimentäre Erinnerung noch in uns vorhanden ist.

Es gibt Glaubensrichtungen wie z.B. den Taoismus, der es versteht, den Menschen das Einsamkeits- und Verlassenheitsgefühl zu nehmen, indem er sie lehrt, dass es nie ein wirkliches Getrennt sein vom Göttlichen Urgrund gegeben hat.

Das ist zumindest tröstlich. Ob es richtig im absoluten Sinn ist, werden wir vielleicht irgendwann einmal erfahren. Solange sollten wir uns von unserer inneren Überzeugung leiten lassen; denn wenn etwas für uns wahr ist, spüren wir es ganz tief in unserem Herzen.

Als ich eines Tages gebeten wurde, einen Vortrag über Sterben und Tod zu halten, erinnerte ich mich an einen Satz aus dem Roman **„Dr. med. Hiob Prätorius" von Curt Götz.**

Dort ließ der Autor seinen Protagonisten folgenden Satz zu seinen Studenten sagen:

> *„Vor dem Tod brauchen wir keine Angst zu haben, denn die meiste Zeit unseres Lebens waren wir schon tot"*

Wir kehren also dorthin zurück, von wo wir hergekommen sind. Demzufolge wird es uns vertraut vorkommen, es wird wie ein Ankommen sein.

Ein kluger Mensch hat einmal gesagt: *„Das Wissen um die Sterblichkeit ist der Schlüssel zu mehr Vitalität im Leben."*

Ich möchte diesen Satz leicht abwandeln: „Das Zulassen des Gedankens um die Sterblichkeit ist der Schlüssel..."

Was auch immer deine Gedanken und Vorstellungen sind, eins ist ganz wichtig:

Wir werden niemals ganz frei sein von Angst, aber es vermindert die Ängste, wenn wir uns ihnen stellen. Alles, was wir aus dem nebulösen Knäuel der Ängste lösen und uns vor Augen halten, kann einen Namen, eine Bezeichnung bekommen und verliert einen großen Teil seiner Furcht einflößenden Ausstrahlung.

Schuldgefühle

In das Kapitel über die Angst gehört auch das Thema Schuldgefühle. Denn Schuldgefühle machen Angst. Sie sind verbreiteter, als wir uns vorstellen. Die Motivationen, die hinter den Schuldgefühlen stehen, unterscheiden sich nur um ein Weniges.

Ein Mensch, der etwas getan hat, was sich im Nachhinein schädlich für ihn und/oder andere Menschen erwiesen hat, empfindet unter „normalen Umständen" in der Regel Schuldgefühle.

Diese Gefühle sind zuerst einmal wichtig; denn sie können der Auslöser dafür sein, dass eine „Wiedergutmachung" erfolgt. Wenn diese Wiedergutmachung aus dem Herzen kommt, setzt sie so viel Energie frei, dass sich diese Schuldgefühle allmählich auflösen können.

Bleiben die Schuldgefühle und bekommen weiterhin Nahrung, indem die Schuld immer wieder thematisiert wird, kann es zu einer Neurose kommen, die den Körper auf Dauer krank macht.

Was für eine Motivation steckt dahinter, sich von diesen Schuldgefühlen nicht lösen zu können?

Zum einen ist der „Schuldbehaftete" nicht fähig, sich selbst zu verzeihen, weil ihm die Wertschätzung zu sich selber fehlt.

Zum anderen hat er die Vorstellung, dass ihm das Beibehalten der Schuldgefühle einen Vorteil verschafft.

Kommen wir zuerst zum Selbstverzeihen. Es hat viel

mit der Liebe zu sich selbst zu tun, ein Punkt, den ich noch einmal im **Teil 4** aufgreife.

Die meisten von uns empfinden die Liebe zu sich selbst als etwas Unmoralisches. Das verdanken wir einer Erziehung, die von uns forderte, mit unseren eigenen Bedürfnissen zurück zu stehen, also eine Bescheidenheit an den Tag zu legen, um ein respektables Mitglied der Gesellschaft zu sein. Wenn wir diese Bescheidenheit auch noch öffentlich zelebrieren, werden wir in gewisser Weise häufig im Mittelpunkt stehen denn: „So einem uneigennützigen Menschen muss man Achtung entgegen bringen." Unsere Erzieher, die sich in den meisten Fällen ebenfalls nicht liebten, haben viel dafür getan, dass wir uns als nicht liebenswerte Menschen empfinden. Und die liebevolle Zuwendung uns selbst gegenüber, respektive uns etwas zu verzeihen, die stand nicht in unserem Erziehungsprogramm.

Allerdings ist die Beachtung, die man uns schenkt, wenn wir uns in aller Bescheidenheit schuldig fühlen, für uns ein adäquater Ersatz.

An dieser Stelle möchte ich einen kleinen Vers von **Wilhelm Busch** zitieren:

Über die Selbstkritik:
Die Selbstkritik hat viel für sich.
Gesetzt den Fall, ich tadle mich,
so hab ich erstens den Gewinn,
dass ich so hübsch bescheiden bin;
zum zweiten denken sich die Leut:
Der Mensch ist lauter Redlichkeit;
auch schnapp' ich drittens diesen Bissen

vorweg den andern Kritikküssen;
und viertens hoff' ich außerdem
auf Widerspruch, der mir genehm.
So kommt es dann zuletzt heraus:
dass ich ein ganz famoses Haus.

Sich selbst zu bezichtigen, nimmt also der Umwelt häufig den Wind aus den Segeln, dies ebenfalls zu tun. Im Gegenteil, die Umgebung wird sich herausgefordert fühlen, gegenteiliger Meinung zu sein.

Da dies hier kein psychologisches Werk ist, erspare ich mir die Variationen, in denen ein zwanghaft bescheidener oder ein, mit einem Schuldkomplex beladener Mensch auftreten kann. Selbstverständlich kann es zu einer Überkompensation seines kleinen Selbstbewusstseins kommen, was unter Umständen zu Arroganz, Frechheit und Überheblichkeit führt, aber wir bleiben jetzt bei den Menschen, die sich von ihren Schuldgefühlen nicht lösen können. Dass sie sich von diesen Schuldgefühlen Vorteile erhoffen, trifft auf einen größeren Teil dieser Menschen zu, als wir ahnen. Allerdings ist dieser Umgang mit Schuld häufig unbewusst.

Hinzu kommt, dass alles, was in seinem Leben misslingt oder was ihm Leiden beschert, der Mensch mit dem Schuldkomplex auf eine Art Bestrafung schieben kann. Damit wird sein Weltbild wieder gerade gerückt, auch wenn es auf Kosten der Gesundheit geht.

In der Regel polarisiert der Schuldhafte das Gottesbild in den liebenden und den strafenden Gott. Das Glaubenssystem, dass Gott gerecht im menschlichen Sinne ist, greift hier. Und deshalb muss der Schuldige

„zu Recht leiden". In vielen Fällen bedeutet es einen Trost für den leidenden Menschen, der in seinem „Vergehen" einen Auslöser für diese Art von Bestrafung sieht. Und für Viele in unserer Christlichen Kultur zieht in ihrer ganz persönlichen Vorstellung harte Buße ein Verzeihen des Göttlichen nach sich.

Was dabei völlig untergeht, sind die wirklichen, unterdrückten Gefühle. Für sie ist kein Platz, wenn wir uns in der Gesellschaft spiegeln wollen. Wenn wir uns diesen unterdrückten Gefühlen widmen wollen, sind wir ganz allein. Denn es gibt niemanden außer uns selbst, der unsere ureigenen Emotionen fühlen und sie so anschauen kann, dass er fähig ist, sich von ihnen zu verabschieden. Nur wir selbst können für diese Altlasten Verantwortung übernehmen und uns selbst vergeben. Nur wir können mit uns ins Reine kommen. Das wird uns freimachen von der Bewertung unserer Person durch andere Menschen. Das Gefühl der Freiheit wird noch verstärkt durch Freude, denn Freude ist auch die Freiheit, ohne Angst und Schuld zu sein.

Bedenke, dass sich jeder Mensch, der eine extrem starke Bescheidenheit an den Tag legt und seine Schuldgefühle wie eine Rüstung trägt, in Wirklichkeit nach Zuwendung sehnt. Allerdings schielen diese Menschen häufig auf andere, die in ihren Augen ebenfalls bestraft werden sollten.

Spiele dich also niemals als Richter auf, und bestärke niemals im anderen dessen Schuldgefühle.

Meditation

Auf dem Weg zu uns selbst, zu unserem Selbst, kommen wir nicht an der Meditation vorbei.

Der Begriff Meditation schreckt manchmal ab, weil die Ausübung mit Ruhe, Stillsitzen, Los- und Geschehenlassen zu tun hat. Das sind alles Passivitäten, die wir nicht gewohnt sind. Die elektronische Kommunikation sorgt dafür, dass wir selbst in Momenten, in denen uns verbale Unterhaltung fehlt, unterhalten werden. Abgesehen von den absurden Situationen, dass in einer Gruppe von Menschen, die dazu geschaffen zu sein scheinen, sich miteinander zu unterhalten, jeder einzelne einen Apparat in den Händen hält, weil er diesen spannender findet als jeglichen Blickkontakt oder das Auffangen von der Mimik der Gesprächpartner.

Verstehe mich nicht falsch, ich halte die elektronischen Kommunikationsgeräte mit den Möglichkeiten, die diese Geräte bieten, heute für wichtig. Dennoch habe ich -wie viele andere Menschen- die Erfahrung gemacht, (elektronische) Ruhephasen zu benötigen, sei es allein oder mit Freunden, in Stille oder in einem mündlichen Austausch. Beides kann durch keine Elektronik ersetzt werden.

Doch zurück zur Meditation.

Warum schrecken wir so vor ihr zurück. Ich kenne viele Menschen, die Meditation als einen heilsamen Weg schätzen, doch ich kenne kaum jemanden, der sich im Alltagsleben regelmäßig für dieses scheinbare Nichtstun Zeit nimmt.

Wenn ich darüber nachdenke, kann ich nur von mir ausgehen. Ich habe alle möglichen Phasen durchgemacht: Nämlich, dass mich während des Stillsitzens verschiedene Körperstellen gejuckt haben, dass mir, wenn ich mich zwang, weiter regungslos da zu sitzen, der Schweiß ausbrach, dass mir die Sinnlosigkeit des Nichtstuns kam, gerade dann, wenn sich mir Ideen zeigten, deren Ausführung unbedingt sofort erforderlich wären und deshalb die Meditationssitzung unterbrochen werden müsste. Bestätigt wurde ich in der „Sinnlosigkeit meines Stillsitzens", wenn ich bemerkte, dass sich nach meiner „Sitzung" offenbar nichts zum Guten verändert hatte, sie demzufolge „umsonst" war.

Was war es also, was den Ruf der Meditation so unumstritten gemacht hatte?

Ist es gar eine Disziplin, die nur wenigen (auserwählten) Menschen vergönnt ist? Haben wir es hier mit elitärem Verhalten zu tun?

Nach dem, was ich über Meditation gehört und gelesen hatte, konnte das nicht sein!

Zurück zu mir selbst. Ich habe erfahren, dass alles, was mich vom „Stillsitzen" ablenken kann, durch eine gewisse Übung eliminiert wird. Die persönliche Meditation ist unaustauschbar. Sie hat ausschließlich mit mir zu tun. Genauso wie mein persönliches Gottesbild, mein persönliches Beten, meine persönliche Sicht des Lebens. Deshalb vermeide ich, Bücher zu lesen, in denen Meditationserlebnisse beschrieben werden. Jeder muss seine eigenen Erfahrungen machen, und sie sind so vielseitig, wie es Menschen gibt.

Wir können nicht fremde Meditationserlebnisse übernehmen.

Es gibt auch in diesem Punkt kein Richtig und kein Falsch. Alles, was mir in den Minuten begegnet, in denen ich die Stille suche und auch teilweise finde, ist für mich in dem Moment richtig und passend und hat daher für meine Person eine persönliche Aussagekraft.

Wenn ich mir vornehme, zehn Minuten ruhig zu sein und bemerke, dass mich acht oder neun Minuten meine Gedanken ablenken, habe ich immer noch die Möglichkeit, eine oder zwei Minuten still zu werden. Ich behaupte, jeder einzelne stille Moment wiegt viele unruhige Momente auf und ist eine Kostbarkeit. Und jeder dieser einzelnen Momente wird mir, dir, uns gut tun und heilsam wirken.

Ich spreche hier nur von den Meditationsübungen, nicht etwa von Erleuchtungserlebnissen. Diese Letzteren ähneln sich offenbar; denn in so einem Erlebnis wächst jeder über sich hinaus, ist nicht mehr nur Geschöpf, sondern so etwas wie Schöpfer, ist nicht mehr nur Individuum, sondern sieht sich als Ganzes, dessen Grenzen zwischen sich und seiner Umgebung nicht mehr existieren. Aber bis dahin scheint es ein mühseliger Weg zu sein, insbesondere, wenn wir darauf hinarbeiten wollen. Mühselig deshalb, weil es ein stiller Weg ist und weil wir nichts anderes machen können, als nur zu sein und geschehen zu lassen, was wir empfinden. Das Paradoxe ist, je mehr man die wirkliche Meditation ersehnt, umso mehr macht sie sich rar. Und zwar, weil jeder dringliche Wunsch dem „Loslassen", als Voraussetzung für diesen „Zustand" entgegen gerichtet ist.

Es gibt kein festes, erklärtes Ziel. Wie in so vielen Dingen ist der Weg das Ziel. Und dieser Weg ist in diesem Zusammenhang die Absichtslosigkeit. Er hört unser Leben lang für diese Art des Seins nicht auf.

Stell dir übrigens nicht vor, dass du nach einem Erleuchtungserlebnis -so du es erfährst bzw. es überhaupt erfahrbar ist- ein Heiliger geworden und den Freuden des Alltagslebens gegenüber abgeneigt, gar völlig alltagsuntauglich geworden bist. Für jeden bedeutet die Vorstellung von der Erleuchtung etwas anderes. Für mich bedeutet es, ein Stück mehr über das Leben zu erfahren, über das Wesentliche. Es bedeutet nicht, sich von allem, was das Leben bietet, zurückzuziehen. Sinnliche Genüsse sowie menschliche Schwächen können nicht durch ein Meditationserlebnis weg gezaubert werden. Das würde unsere Lebensqualität auch stark vermindern. Es geht auch hier um den Respekt und um das Urmenschliche, dem wir in unserem Leben nicht entrinnen können und auch nicht wirklich wollen. Denk daran, dass nahezu jede Art von Askese zum Teil ganz versteckt die Sehnsucht nach Belohnung beinhaltet, und sei es in der menschlichen Vorstellung, dass es erst post mortem geschehe.

Auch hier möchte ich noch mal einhaken: Absichtslosigkeit ist kein „laisser faire". Absichtslosigkeit hat auch nichts damit zu tun, Hände in den Schoß zu legen und abzuwarten, dass sich irgendetwas tut. Absichtslosigkeit hat zu tun mit Hingabe und mit dem Loslassen von allem, was uns vom Wesentlichen abbringen könnte.

Zu praktischen Meditationsübungen komme ich noch im **Teil 4.**

An dieser Stelle möchte ich das **Gebet von Franz von Assisi** wörtlich zitieren:

> *„Gott gebe mir die Gelassenheit, Dinge hinzunehmen, die ich nicht ändern kann, den Mut, Dinge zu ändern, die ich ändern kann und die Weisheit, das eine vom andern zu unterscheiden"*

Nicht Passivität ist hier gefragt, sondern Gelassenheit, Mut und Weisheit, drei wunderbare Eigenschaften, von denen wir alle hoffen können, dass sie sich im Laufe des Lebens entwickeln. Dabei hilft uns das Urvertrauen, das trotz Erziehung und trotz erworbener Ängste noch ganz tief in jedem Menschen steckt und das wir nur wieder entdecken müssen, um es ans Licht zu ziehen.

Kreativität

Nietzsche sagte in etwas abgewandelter Form:

> *„Wir brauchen die Kreativität, um nicht an der Realität zu zerbrechen"*

Etwas mit den eigenen Händen und/oder mit dem Kopf zu erschaffen, lässt uns unsere Kraft spüren.

Je mehr es unser Ureigenstes ist, das wir kreieren, umso mehr können wir davon ausgehen, das unser Herz beteiligt ist.

Es mag etwas Handwerkliches sein oder ein Bild, ein Text, ein Musikstück. Wir können Situationen herstellen, Spiele erdenken, ein Menue kreieren. All das erfordert unsere Kreativität.

In der Kreativität spielen Kräfte eine Rolle, die uns vom normalen Tagesablauf entfernen und uns im Augenblick sein lassen.

Ebenfalls brauchen wir Kreativität für unser Zusammenleben, für Mut in verschiedenen Situationen und für die Liebe. Ohne Kreativität verlieren wir die Lebensfreude.

Kreativität hat außerdem noch einen nützlichen physischen Zweck: Sie unterstützt unsere Neurogenese, die Neubildung von Nervenzellen, sowie es Bewegung, gesunde Ernährung und ein gutes soziales Umfeld fertig bringen.

Denk daran, wenn du das Gefühl hast, dass dein Alltag alles verschluckt, was dir Freude und Abwechselung bringt. Erinnere dich, wie du als Kind allein oder mit Spielgefährten selbstvergessen deine Spiele kreiert und verschiedene Rollen dabei eingenommen hast.

Die Zeit blieb dabei stehen, und das ist wie Meditation, die sich im selbst versunkenen Spiel einstellt.

Umwelteinflüsse

Die Umwelt gehört zu uns. Das bedeutet, meine Umwelt ist ein Teil von mir, so wie ich ein Teil meiner Umwelt bin. Die modernen Physiker gehen noch einen Schritt weiter, indem sie sagen, dass die Welt nur dadurch existiert, dass sie von uns beobachtet wird. . Aber ob wir ein Teil von ihr sind oder sie ein Teil von uns, wir können sie durch unsere Sinne wahrnehmen Damit sind unsere Sinne das Bindungsglied zwischen uns und der Umwelt. Jedoch können wir unser Glück weder von der näheren noch der entfernteren Umwelt abhängig machen. Damit wäre Enttäuschung, Frust und Ärger vorprogrammiert.

Glück müssen wir in uns selbst finden. Glück und Freiheit stehen auf derselben Stufe.

„Wenn du etwas loslässt, bist du etwas glücklicher. Wenn du viel loslässt, bist du viel glücklicher. Wenn du ganz loslässt, bist du frei", **sagt der buddhistische Lehrer Ajahn Chah.**

Aktivieren der Sinne

Unsere optischen, olfaktorischen (zum Geruch gehörenden), kinästhetischen (zur Empfindung gehörenden) und akustischen Sinne werden ganz anders gefordert, wenn wir uns angewöhnen, so oft wie möglich, Zeit in der freien Natur zu verbringen.

Ich höre förmlich: „Wann sollten wir das tun, wir arbeiten den ganzen Tag und müssen zuschauen, dass wir das wirklich Nötige schaffen."

Nimm dir in der Pause ein paar Minuten Zeit und versuche, in der Nähe deines Arbeitsplatzes einen kleinen Park oder zumindest eine Grünfläche, einen Grasstreifen oder auch nur einen frei stehenden Baum ausfindig zu machen. Augen ruhen aus, wenn man Bäume anschaut.

Ich weiß, dass auch dort der Straßenlärm und der Geruch der Auspuffgase vorherrscht. Dennoch kannst du in der kurzen Zeit den Baum berühren und zwischen all den Zivilisationsgerüchen den Duft von Grün und sogar einzelner Blüten wahrnehmen.

Ziehe einmal deine Schuhe aus, spüre den Boden unter deinen nackten Sohlen. Weißt du, dass Barfuß gehen den Kopf öffnet?

Erinnere dich, dass jeder Moment, den du deinen Sinnen gönnst, ein gewonnener Moment für deine Seele ist. Es hat wieder mit der Achtsamkeit zu tun, die ich im **Teil 2** angesprochen habe.

An deinen freien Tagen kannst du in die Natur hinaus fahren. Spüre die Düfte, die an verschiedenen Wegstrecken, zu verschiedenen Jahreszeiten, sogar zu verschiedenen Tageszeiten und je nach Luftfeuchtigkeit oder Wind variieren. Geräusche wie Zwitschern, Zirpen und das Rauschen von irgendeinem Bächlein, führen dich in diese andere Welt.

Die verschiedenen Grün-Töne, die unterschiedlichen Blütenfarben, die jahreszeitlich bedingten Färbungen der Blätter, all das wirst du wieder deutlicher sehen.

Es wird dich von Grund an erfrischen, dich stark machen für deine täglichen Aufgaben.

Wenn du dich dabei langweilst oder dich der Gedanke überfällt, dass du deine Zeit effektiver verbringen könntest, dann beobachte, was diese Langeweile oder gar Unruhe mit dir macht. Das ist eine großartige Erfahrung. Du bemerkst daran, wie sehr du dich die meiste Zeit über Hilfsmittel aller Art definierst und wie sehr dein Selbst unter all diesen Ablenkungen verschwindet.

Kommunikation mit der Natur

Wenn du dir hin und wieder einen Spaziergang in die Natur gönnst, denke daran, dass in jedem Baum, jeder Blume, in jedem Grashalm so etwas wie eine Seele steckt. Alles lebt, nicht nur die Menschen und die Tiere. Das bedeutet, wir können nicht nur mit Menschen und Tieren, sondern auch mit Pflanzen kommunizieren. Es gibt Menschen, die spüren, dass sich ihnen ein Baum zuwendet und dass er von ihnen angesprochen werden will.

Als ich diese Zeilen schrieb, kannte die Öffentlichkeit noch nicht den Förster Wohlleben. Inzwischen wurden die Gedanken, die er zu diesem Thema niederschrieb, zum Allgemeingut. Aber das Wissen um diese Vorgänge nützt nichts, solange wir es nicht selbst erfahren. Diese Erfahrung ist die Voraussetzung dafür, respektvoll mit der Natur umzugehen.

Pflanzen kann man nicht belügen. Sie erkennen uns hinter all dem, was wir zeigen oder zu zeigen bereit sind.

Wir haben uns so an das homozentrische Weltbild

gewöhnt, in dem der Mensch im Mittelpunkt steht, dass wir vergessen, die Natur als gleichwertigen Partner zu betrachten.

Das mindeste ist, ihr mit Achtung zu begegnen, nämlich mit der Achtung, die wir allem Lebendigen zollen sollten.

Ich hatte vor etlichen Jahren folgendes Erlebnis:

Es ging um ein energetisches Heilungs-Seminar. In der Pause wurden wir Seminarteilnehmer angewiesen, uns einen Baum im anliegenden Garten zu suchen, an den wir uns anlehnen konnten, um mit ihm in einen engeren Kontakt zu gelangen.

Es war ein sehr großer Garten mit vielen Bäumen.

Suchend schlenderte ich über den Rasen. Da bemerkte ich, wie sich eine Teilnehmerin vor einen Baum stellte, ein Pendel heraus zog und es zum Schwingen brachte. Offensichtlich zeigte das Pendel eine Bewegung an, die die Teilnehmerin zu der Bemerkung veranlasste: „Du bist nicht gut für mich". Dann zog sie weiter.

Mich empörte diese Art der Auswahl so sehr, dass ich auf den verschmähten Baum zuging, ihm umarmte und flüsterte: „Du bist ein wunderbarer Baum." Ich könnte schwören, dass ich den Herzschlag des Baumes spürte, der mir entgegen schlug. Seitdem bin ich überzeugt davon, dass es zu einer einvernehmlichen Kommunikation zwischen Bäumen bzw. generell Pflanzen und Menschen kommen kann. Konnte ich doch in den späteren. Jahren immer wieder diese Einvernehmlichkeit wahrnehmen.

Kommunikation mit den Mitmenschen

Ein weiterer Punkt, den ich an dieser Stelle erwähnen möchte, ist die Kommunikation mit unseren Mitmenschen. Für jeden redefreudigen Menschen ist es schwierig zuzuhören. Die meisten von uns haben Ergänzungen, Einwürfe oder Lösungsmöglichkeiten auf der Zunge, zumal die Überzeugung besteht, dass gerade durch Rede und Gegenrede ein Dialog zustande kommt. Ich habe aus eigener Erfahrung gelernt, wie störend ich einen ständigen verbalen Einwurf während meines Erzählens wahrnehme.

Das aktive Zuhören, das dem Sprechenden den Eindruck vermittelt, ganz bei seiner Erzählung zu sein, bringt ihn dazu, seine Erzählung entspannt und in klaren Worten zu Ende zu bringen.

Man kann lernen, das Sinnvolle, das einem zu dem gerade besprochenen Thema einfällt, aufzuschieben, bis der Redner eine Pause einlegt. Allerdings ist auch der Redner gefordert, seinen Monolog nicht endlos werden zu lassen.

Ein weiterer Punkt der Irritation ist, wenn Menschen, die die Rolle der Zuhörer einnehmen, ständig durch Kopfnicken oder Kurzbemerkungen ihr Zuhören unterstreichen wollen. Ich habe zumindest das Gefühl, wenn nach jedem halben Satz ein „Ja, ja" oder (neudeutsch) „alles gut" verbal oder mimisch erfolgt, dass ich mein Gegenüber durch mein Reden langweile.

Meine eigene Redelust wurde mir oft gespiegelt. Hilfreich für ein respektvolles Zuhören war mir jedoch das Ausüben von Paartherapie. Diese hat mir als

Therapeutin gezeigt, wie hilflos jemand ist, wenn er nicht die Möglichkeit hat, einige Sätze ohne Unterbrechung von sich zu geben. Den idealen Zuhörer sieht man an seinem Ausdruck an, dass er bei der Sache ist. Er muss nicht dauernd seine Aufmerksamkeit verbal oder mit Kopfnicken kundtun.

Ständige Zwischenreden blockieren die eigene Wortwahl und bewirken, dass man nicht nur den Faden verliert, sondern auch mutlos wird. Und was vielleicht unglaublich klingt: Es kann krank machen, in seiner Aussagen häufig blockiert zu werden.

Positiv ausgedrückt: Es trägt zu unserer Gesundheit und unserem Wohlbefinden bei, sich vor einem aufmerksamen Zuhörer auszusprechen. Und wenn man es sich angewöhnt hat, als Zuhörer jemandem konzentriert zuzuhören, erfährt man selbst eine Befreiung.

Vieles habe ich in diesem Punkt von meiner Tochter gelernt, die weiß, dass ich dazu neige, Lösungen für jegliche Art von Problemen zu finden und auch auszusprechen. Sie sagte mehrfach: „Mama, ich will jetzt keinen Rat und auch keinen Kommentar, sondern nur einfach meinen Kram loswerden bei jemandem, der mich wichtig nimmt."

Ich glaube, man kann sich vorstellen, dass das ein schwieriger Lernschritt war und noch ist. Haben wir Mütter doch meistens Patentlösungen für unsere liebsten Menschen parat.

Unser Verhalten im Gespräch, unser aufnahmebereites Zuhören ist wichtiger für unsere Beziehungen, als wir es vielleicht für möglich halten. Wenn dieser kleine Absatz dazu beiträgt, dass du dein Kommunikations-verhalten kritischer unter die Lupe nimmst, wirst du sehen, es eröffnen sich ganz neue Möglichkeiten im Gespräch.

Bevor ich aber dieses Kapitel über die Kommunikation schließe, möchte ich noch zwei wesentliche Dinge hinzufügen:

Das eine handelt von der Gefahr einer digitalen Kurznachricht.

Wir können uns dabei nie so auf die Sensibilität unseres Gesprächpartners einlassen. Wenn wir die Worte nicht klar und sparsam wählen, wissen wir nicht, wie sie beim Empfänger ankommen. Vermeide also eine flapsige Ausdrucksweise und halte dich an die Fakten. Alles andere könnte für deinen Gesprächspartner einer Nichtachtung seiner Person gleichkommen.

Im wirklichen Gegenüber kannst du die Stimmung deines Gesprächspartners viel besser einschätzen, und es kommt nicht zu dieser Art von Missverständnissen.

Das andere handelt von Menschen, die an nichts und niemandem ein gutes Haar lassen. Sie mokieren sich über jede Institution und jeglichen Berufszweig. Dazu kommt, dass sie den Untergang der Erde prophezeien und allen Menschen die Fähigkeit absprechen, sich für Nachhaltigkeit und Frieden einzusetzen.

Das Schlimme ist, sie haben oft nicht auf der ganzen Linie Unrecht, und deshalb tropfen ihre unreflektierten Bemerkungen häufig auf fruchtbaren Boden. Zumindest fühlst du dich als ihr Gegenüber nicht mehr so wohl wie zu Beginn des Gespräches.

Schon bist du in der Position des Opfers.

Sprichst du dagegen, bringst Beispiele, dass etliche Menschen heute bewusster leben, sich für den Frieden und die Umwelt einsetzen, erntest du im besten Fall ein mitleidiges Lächeln, gewürzt mit Bemerkungen wie: „Bist du naiv! Hast keine Ahnung von der Realität, verschließt die Augen davor."

Als Spitze kommt vielleicht noch die Bemerkung, dass du oberflächlich bist, deine Interessen seicht seien und du dich nicht für das Weltgeschehen interessierst.

Und du fühlst dich eventuell gezwungen, dich zu rechtfertigen.

Denke daran, dass solche negativen Gedanken und Sätze das Denken, Fühlen und Handeln lähmen. Wie dreist muss ein Mensch sein, der sich einbildet, die ganze Welt zu kennen und zu bewerten.

Nein, ich verändere den Satz: Was für ein winziges Selbstbewusstsein muss dieser Mensch haben! Und wie viele Verletzungen trägt er in sich, um so geworden zu sein, wie er jetzt ist!

Damit könnte er unser Mitgefühl erwecken. Zu Beginn seines Lebens war auch er erfüllt mit Hoffnungen, die ihm von seiner besorgten, ängstlichen oder manchmal sogar böswilligen Umwelt genommen wurde.

Die Folge ist, dass er es kaum ertragen kann, bei seinen Mitmenschen eine gewisse Zufriedenheit, Stabilität und Hoffnung zu sehen.

Wenn wieder jemand in dieser Weise auf dich einredet, frage ihn, ob er sich besser fühlt, wenn seine Gesprächspartner damit verunsichert.

Und frage ihn nach Lösungsmöglichkeiten.

Merke dir außerdem: Rechtfertigen musst du dich niemals vor anderen, nur vor dir selbst. In dem Moment, in dem wir anderen Menschen gegenüber Rechtfertigungen aussprechen, bringen wir uns in eine schwache Position und sind empfänglich für Angst machende Theorien.

Verstehe mich nicht falsch. Ich bin dafür, dass wir uns alle über die Weltlage informieren, so weit es möglich ist Aber Informationen allein genügen nicht. Es sollte nach sich ziehen, dass wir alle unseren Teil beitragen, dass die Welt friedlicher wird und bestehen bleibt.

Das wiederum können wir nur tun, wenn wir in unserem unmittelbaren Umfeld damit beginnen. Das sagt sich leicht, ist aber, wie wir alle wissen, schwierig.

Dem Kleinkrieg der Familie und dem bequemen Wegwerfkonsum ist nicht so ohne weiteres beizukommen. Das jedoch wäre ebenfalls eins der Ziele, die verhindern, dass sich Unwohlsein und später Krankheiten bei uns einnisten. Und wenn du den Willen in dir entdeckst, das Gute zu realisieren und die Hoffnung im Herzen zu behalten, dass es gelingt, dann wirst du spüren, dass in dieser Haltung eine immense Kraft liegt.

Diese Kraft wirst du ausstrahlen, sie wird wahrgenommen, sich vermehren und Früchte tragen.

Die Fünf - L-Regel

Ich weiß nicht, woher diese Regeln ursprünglich stammen, aber ich hörte sie neulich in einer Talksendung aus dem Munde eines Teilnehmers, dessen Name mir leider entfallen ist:

L wie Laben (genießen)
L wie Lachen
L wie Laufen
L wie Lernen
L wie Lieben

Wir wissen alle, dass Genuss, Heiterkeit, Bewegung, Hirnarbeit und der soziale Austausch Tätigkeiten sind, die bewirken, dass wir sowohl dem Alltag als auch den besonderen Stunden gegenüber lebendig, wissbegierig und freudig gegenüber treten. Es ist für mich sinnvoll, diese Tätigkeiten in das große L eingebunden zu wissen. Und es kann zu einer lieben Gewohnheit werden, sich zu fragen:

Habe ich heute schon genossen, gelacht, mich bewegt, mein Hirn bemüht und mir oder jemandem anders etwas Liebevolles zukommen lassen? Wenn die Nacht noch nicht heran gebrochen ist, ist es nicht zu spät, dieses am Abend nachzuholen!

TEIL 3

Die Chakren und ihre Zuordnungen

Ich möchte an dieser Stelle die Chakren genauer beschreiben, ihre Positionen und ihre Zuordnungen. Wenn du meinst, du hast bereits genug von den Chakren gehört und gelesen, mit einem Wort erfahren, kannst du das Kapitel natürlich überschlagen. Aber vielleicht ist dennoch das Eine oder Andere für dich neu.

Ich werde die Chakren sowohl mit deutschen Ausdrücken benennen, als auch mit den Sanskritbezeichnungen (Sanskrit = die altindische Sprache).

An den deutschen Namen erkennen wir den Bezug zu den benachbarten Organen, die Sanskritbezeichnungen wirken ähnlich wie ein Mantra auf die Chakren. Ein Mantra ist eine hoch schwingende Silbe, die mehrfach wiederholt wird und eine gewisse Gedankenleere und Entspannung bewirkt.

Ebenfalls werde ich dazu schreiben, zu welchem Element die einzelnen Chakren gehören, auf welche Farbe sie reagieren, welcher Ton und welcher Duft ihnen entspricht, und welcher der fünf Sinne ihnen zugeordnet werden kann.

Bei der Farbe erwähne ich einen passenden Naturstein. Alternativ können wir auch verschieden farbige Seiden- oder Baumwolltücher nehmen.

Die Töne, die die jeweiligen Chakren aktivieren, sind aus dem Buch **„Die Ur-Töne von J.E. Behrendt"** mit den dazugehörigen DVD´s entnommen.

Die zugeordneten Düfte entspringen meinem eigenen Eindruck und meiner Erfahrung. Ich bediene mich der natürlichen ätherischen Öle, um jede Duftmischung oder Synthetik zu vermeiden.

Übrigens ist der Geruchssinn der einzige der fünf Sinne, der mit dem Alter nicht nur nicht geringer wird, sondern den man noch steigern kann, wenn man ihn immer wieder mit Naturdüften konfrontiert.

Mit all diesen oben erwähnten Attributen bekommen wir Hilfsmittel in die Hand, mit denen wir die Chakren beeinflussen oder auch harmonisieren können, was wiederum nicht nur dem feinstofflichen, sondern auch dem physischen Bereich zugute kommt.

Die Zählung geht immer von untersten bis zum obersten Chakra.

Noch einige Worte zu den Elementen:

Diese Philosophie sagt, dass sich aus dem All-Einen zuerst die Polarität (Zweiheit) heraus kristallisiert, aus der sich dann die fünf Elemente aufspalten.

Die Chinesische Philosophie sagt Ähnliches **(s. Teil 3)**.

Den Chakren sind Sinne, Töne, Farben und verschiedene Attribute wie folgt zugeordnet:

1. Chakra (Wurzel-Chakra); Muladhara

liegt in Höhe des Steißbeines bzw. des Dammes

– **körperlich**: Enddarm, Geschlechtsorgane und alles Feste wie Knochen und Nägel

- **seelisch**: Sicherheitsbedürfnis, Körperempfinden, Stabilität, Erdung, Gewahrsein von hier und jetzt
- **geistig**: Verlässlichkeit, Selbstbehauptung
- **Element**: Erde
- **Sinn**: Geruchssinn
- **Farbe**: rot, rotbraun (Stein: Jaspis)
- **Duft**: Zypresse
- **Ton**: Erdenton (g)

2. Chakra (Sakral-Chakra); Svathistana

liegt in Höhe des Kreuzbeines (daher der Name Sakral) und der Keimdrüsen bzw. 4 Querfinger unter dem Nabel.

- **körperlich**: Keimdrüsen, Eierstöcke, Gebärmutter, Harnleiter
- **seelisch**: Sehnsucht, Gefühl, Sensibilität, Sexualität
- **geistig**: Austausch von Geben und Nehmen
- **Element**: Wasser
- **Sinn**: Geschmack
- **Farbe**: orange (Karneol)
- **Duft**: Ylang oder Rosenholz
- **Ton**: Shiva-Shakti (Zusammenklang von cis und gis)

3. Chakra (Solar-Plexus-Chakra); Manipura

liegt in Höhe des Sonnengeflechts (Magengegend)

- **körperlich**: Magen, Verdauungsapparat
- **seelisch**: Empfindungen wie Zorn, Ego-Verletztheit
- **geistig**: Machtzentrum, Kontrolle
- **Element**. Feuer

- **Sinn**: Gesichtssinn, Optik
- **Farbe**: gelb (Citrin)
- **Duft**: Zitrone
- **Ton**: Sonne (cis)

4. Chakra (Herz-Chakra); Anaheta

liegt in Höhe der Mitte des Brustbeines

- **körperlich**: Herz, Lunge, Thymus
- **seelisch**: nicht personenbezogene (bedingungslose) Liebe, Transformation
- **geistig**: Offenheit
- **Element**: Luft
- **Sinn**: Tastsinn
- **Farbe**: grün (Aventurin. Jade, Smaragd), rosa (Rosenquarz)
- **Duft**: Rose oder Zitronenmelisse
- **Ton**: Venus (a)

5. Chakra (Kehlkopf-Chakra); Vishuddha

liegt in Höhe der Halsgrube (fossa jugularis).

- **körperlich**: Schilddrüse, Stimmbänder, Kehlkopf
- **seelisch**: Reflexion der Gefühle
- **geistig**: Selbstausdruck, Kommunikation
- **Element**: Äther
- **Sinn**: Hörsinn
- **Farbe**: hellblau (Calzedon, Aquamarin)
- **Duft**: Lavendel
- **Ton**: Mond (gis)

6. Chakra (Stirn-Chakra = 3. Auge); Ajna

liegt über der Nasenwurzel

- **körperlich**: Hirnanhangdrüse (Hypophyse),
  Zentrales Nervensystem
- **seelisch**: übersinnliche Wahrnehmung
- **geistig**: Intuition, Visionen
  Kein Element und kein körperlicher Sinn
- **Farbe**: dunkelblau, indigo (Sodalith, Lapislazuli)
- **Duft**: Deepviolett oder Myrrhe
- **Ton**: Jupiter (fis)

7. Chakra (Scheitel-Chakra); Sahasrara

liegt dort, wo die Mittelfingerspitze den Scheitel berührt, wenn wir den Beginn der Hand an die Nasenwurzel legen.

- **körperlich**: Zirbeldrüse (Epiphyse), Großhirn
- **seelisch**: Inspiration
- **geistig-spirituell**: Seinserfahrung
  Kein Element und kein körperlicher Sinn
- **Farbe**: violett (Amethyst), weiß (Bergkristall)
- **Duft**: Weihrauch
- **Ton**: Karuna (Zusammenklang von d und a)

Neben Meditationen und Visualisierungsübungen für die Chakren können wir uns bei leichten physischen Beschwerden den Ort des jeweiligen Chakras und der dazugehörigen Region vergegenwärtigen und dort Farbe, Duft und/oder Ton einwirken lassen.

Folgende Mantren oder Affirmationen können ebenfalls

Physis und Psyche stärken:

Ich nehme mir heilsame Zeit für mich.
Mit jedem Atemzug fühle ich mehr und mehr die
Ruhe, die mich durchströmt.
Ich spüre die Kraft der Heilung durch mein Chakra
(Organ, Meridian etc.) strömen.
Jeder Atemzug verbindet mich mit der Göttlichen
Heilkraft. Ich bin aufgehoben, geschützt, heil...

Während meiner kabbalistischen Ausbildung habe ich gelernt, dass die Elemente auch den verschiedenen Himmelsrichtungen zugeordnet werden können, und im Zuge dieser Zuordnung können wir auch die Erzengel sowohl mit den Elementen als auch mit den Chakren und den Himmelrichtungen verbinden.

Ob du einen Zugang zu dieser Art Energien hast, musst du selbst beurteilen. Ich denke, es ist immer ein Versuch wert.

Elemente	Erzengel	Himmels-richtung	Chakra
Erde	Uriel	Norden	Wurzelchakra
Wasser	Gabriel	Westen	Sakralchakra
Feuer	Michael	Süden	Solar Plexus Chakra
Luft	Raphael	Osten	Herzchakra
Äther	Kamael	(entfällt)	Kehlkopfchakra
(entfällt)	Zadkiel	(entfällt)	Stirnchakra
(entfällt)	Metatron	(entfällt)	Scheitelchakra

Yin und Yang und die 5 Elemente der TCM

Yin und Yang sind (wie oben bereits erwähnt) Begriffe aus der Östlichen Philosophie, die sich die Chinesische Medizin zunutze macht.

Dadurch, dass alles Lebendige, jede Körperfunktion, alle Tätigkeiten, jedes Organ, jede Zelle, alle feinstofflichen Anteile und die verschiedenen Umwelteinflüsse in diesen zwei Zuständen vorkommen, können wir unseren Körper unterstützen, seine verschiedenen Funktionen zu aktivieren.

Yin und Yang sind die zwei Strömungen, die aus dem Großen Ganzen, dem Tao, entstehen. Mit Yin und Yang beginnt die Schöpfung, die Polarität. Alles, was geschaffen wurde, findet seine Vertreter in einem dieser Zustände und seine Resonanz im gegenteiligen Zustand.

Yin ist das Dunkle, Feuchte, das Passive, das Ruhende, das Umfassende.

Yang das Helle, Trockene, das Aktive, das Dynamische.

Yin steht ursprünglich symbolisch für das Tal und Yang für den Berg. Somit hat Yin rein äußerlich die Form des Weiblichen und Yang die des Männlichen. Doch wenn wir diese Begriffe lediglich mit weiblich und männlich gleichsetzen, werden wir ihnen nicht gerecht. Sie umfassen viel mehr. Beide Formen sind die kosmischen Urkräfte ewiger Wandlung, die ein fortwährendes Entstehen und Vergehen bewirken.

So wie **Heraklit** sagt:

„Nur die Wandlung ist das Stetige. Niemals steigst du in denselben Fluss."

Meditation, Qi Gong, einige Yogaübungen und Entspannung gehören zum Yin.

Dynamische Übungen (ebenfalls einige aus dem Yoga), Leichtathletik und Laufen gehören zum Yang.

Natürlich können auch Krankheiten auf diese Weise differenziert und damit speziell behandelt werden.

Grobe Einteilung in Yin- und Yang-Krankheiten:

Zeichen einer Yin-Krankheit:

Abneigung gegen Kälte und damit Verlangen nach heißen Getränken, Blässe, kalte Gliedmaßen, heller (oft reichlicher) Urin, langsamer Puls.

Zeichen einer Yang-Krankheit:

Fieber, Durst, Verlangen nach kalten Getränken, dunkler (oft wenig) Urin, gelber Zungenbelag, schneller Puls.

Was hilft es dem Laien? Dies wird keine lehrreiche Vorlesung über die Einteilung von Krankheiten werden. Es werden dir nur einige Hilfsmittel in die Hand gegeben, mit denen du ihnen begegnen kannst.

Faustregel:

– Alles, was heiß und wärmend wirkt, hilft der Yin -
  Erkrankung (neben den heißen Lebensmitteln
  Fleisch und Suppen).

– Alles, was kühl und erfrischend ist, hilft der Yang - Erkrankung (neben den kühlen Lebensmitteln Gemüse und Obst).

Eine weitere Differenzierung, die ihren Ursprung in der Chinesischen Philosophie hat, ist die Einteilung in die Elemente.

Angelehnt an diese Philosophie können wir noch einmal zusammenhängend sagen:

Nachdem aus dem Tao Yin und Yang entstanden sind, spalten sich diese auf in die fünf Elemente, die die feinstoffliche Voraussetzungen für die materielle Schöpfung sind.

Du brauchst dir die fünf Elemente nicht im einzelnen zu merken, ich erwähne sie nur der Vollständigkeit halber und für die TCM-Interessierten.

Die fünf Elemente in der Chinesischen Medizin lauten:
Holz, Feuer, Erde Metall, Wasser.

Zu jedem Element gehören ein **Yin-Organ** und ein **Yang-Organ**.

Außerdem hat jedes Element eine bestimmte Geschmacksrichtung. Mit diesen verschiedenen Geschmacksrichtungen können wir das jeweilige Element stärken.

Ebenfalls sind den Organen verschiedene Emotionen zugeordnet.

Der Vollständigkeit schreibe ich sie dazu, obwohl das bereits in die TCM-Therapie gehört.

- **Holz**: Leber (Yi), Galle (Ya); sauer; Cholerik
- **Feuer I**: Herz (Yi), Dünndarm (Ya); bitter; Freude
- **Feuer II**: Kreislauf (Yi), oberer, mittlerer und unterer Erwärmer (Ya); bitter; Freude
- **Erde**: Milz (Yi), Magen (Ya); süß; Sorge
- **Metall**: Lunge (Yi), Dickdarm (Ya); scharf; Trauer
- **Wasser**: Nieren (Yi), Blase (Ya); salzig; Angst

Natürlich sind die Geschmacksrichtungen Natur. Unter süß versteht man nicht Zucker oder Schokolade, unter salzig nicht einfach Kochsalz.

Am besten ist es, sich Tees in den Geschmacksrichtungen zuzulegen oder mit Kräutern die Nahrungsmittel zu verfeinern.

Süß als Natursüße finden wir z.B, in Karotten und in Hirse.

Zur Geschmacksrichtung salzig gehört fast alles, was das Meer hergibt.

Es gibt genügend Literatur aus der TCM, der traditionellen Chinesischen Medizin, falls du dich mehr für diese Art der Therapie und Ernährung interessierst. Dort finden sich auch Listen, in denen die Nahrungsmittel in Yin und Yang und die Elemente eingeteilt sind, eine der verschiedenen Arten, sich gesund zu ernähren.

Die Meridianverläufe

Ich hatte gesagt, dass wir uns für unsere Anwendungen auf die mittleren Hauptmeridiane beschränken können.

Noch einmal zur Erinnerung:

In der Mitte der Vorderseite liegt der Haupt-Yin-Meridian, das so genannte **Konzeptionsgefäß**, dessen Flussrichtung vom Schambein bis zur Unterlippe, also von der Erde zum Himmel geht und demzufolge auch Erdmeridian heißt. In der Mitte der Rückseite vom Steißbein über den Kopf bis zur Oberlippe befindet sich der Haupt-Yang-Meridian, das **Gouverneursgefäß**. Hier ist es etwas komplizierter, weil es zu Beginn vom Steißbein bis zum Kopf fließt, also auch die Flussrichtung von der Erde zum Himmel einnimmt, dann aber von der Kopfmitte bis zur Oberlippe und hier zu Recht seinen Namen Himmelsmeridian trägt.

Bei dieser Gelegenheit möchte ich dir ein grobes Schema sagen, wie die weiteren Meridiane generell verlaufen. Es ist etwas, das du nicht detailliert lernen musst; die grobe Verlaufsform kann dir in alltäglichen Beschäftigungen helfen, wie du später sehen wirst.

Der natürliche Verlauf der Meridiane ist nur nachzuvollziehen, wenn du dir vorstellst, wie sich ein Mensch mit nach oben gereckten Armen hinstellt.

Wie beim Haupt-Yin-Meridian verlaufen alle anderen Yin-Meridiane (als Erdmeridiane) ebenfalls von unten nach oben (allerdings stimmt diese Regel nur mit dieser Armstellung).

Außer beim Haupt-Yang-Meridian verlaufen alle anderen Yang-Meridiane (als Himmelsmeridiane) ebenfalls von oben nach unten.

Alle Yang-Meridiane (außer dem ersten Teil des Gouverneurgefäßes und dem Magen-Meridian, den wir hier vernachlässigen können) verlaufen am Rücken, an den Außenseiten des Körpers und der Extremitäten von oben nach unten. Alle Yin-Meridiane verlaufen an der Vorderseite des Körpers und den Innenseiten der Extremitäten von unten nach oben. Die Kenntnis dieser Verläufe kannst du sehr gut für deine Selbsthilfe verwenden.

Näheres dazu folgt im **Teil 4.**

An dieser Stelle sei noch einmal betont, dass die medizinische Hilfe bei wirklichen Krankheiten unverzichtbar ist.

Aber bis es zum Ausbruch einer Krankheit kommt, gibt es Stadien, in denen wir auf den verschiedenen Ebenen unsere Heilungskräfte aktivieren können.

Indem wir die Verantwortung für die eigene Person übernehmen, lernen wir auch, die eigenen Grenzen zu erkennen.

Dabei sollen dir die **Impulse zur Aktivierung der Selbstheilungskräfte** helfen.

TEIL 4

Der Weg in die Praxis

Reinigung

Ich erhalte immer wieder die Anfrage, wie ein Raum von den verschiedenen Schwingungen zu reinigen sei. Seit es in der Neuzeit wieder gehäuft alternative Behandlungsarten gibt, bemüht man sich, einen Raum unabhängig von materieller Reinigung auch energetisch sauber zu halten.

In unseren Räumen wird gelebt. Sie werden benutzt von uns selbst, den Familienmitgliedern und Gästen. In ihnen bleibt die Energie von uns allen. Es ist ein Unterschied, ob Räume unbewohnt oder von Leben erfüllt sind. Es gibt Menschen, die von sich behaupten, sie können feststellen, ob in einem Raum viel gestritten oder hauptsächlich harmonisch miteinander umgegangen wird.

Ich bin sicher, dass wir alle diese Fähigkeit entwickeln können. Eine gute Übung ist, einmal unsere äußeren Sinne zu verschließen und nur nach innen zu spüren.

Wenn du einen therapeutischen Beruf ausübst, ist es wichtig, dass du, nachdem dein Klient das Haus verlassen hat, lüftest und selber durchatmest, vielleicht einige Übungen machst oder einfach für ein paar Minuten nach draußen gehst.

Bevor der nächste Klient kommt, sollte der Raum einen sauberen Rahmen bilden. Hier habe ich mir ein kleines Ritual angewöhnt, das du übernehmen kannst, wenn es dir zusagt.

Du besorgst dir eine kleine, feuerfeste Form, in die du **Salbei** füllst (Salbeitee aus der Apotheke, er hat die Geschmacksrichtung bitter, ist also unter anderem stärkend für das Herz). Dann zündest du ihn an, so dass er vor sich hinräuchert. Während du die Form in der einen Hand hältst, stellst du dich an ein geöffnetes Fenster, wedelst mit der anderen Hand durch den Rauch und sagst dazu:

„Jedes blockierende Gefühl, jeden blockierenden Gedanken, jede blockierende Energie in diesem Raum schicke ich ans Licht. Möge stattdessen Kraft und Heilung diesen Raum erfüllen."

Dann stellst du das Gefäß hin, um beide Hände frei zu bekommen, ziehst den Rauch über den Kopf an deinem Körper herunter und reinigst so deine eigene Aura.

In einem Hotelzimmer, würde ich diese Art der Reinigung vermeiden, obwohl sich dort ständig Energien von anderen Menschen aufhalten, denn es kann sein, dass der Rauchmelder anspringt. Alternativ kannst du über Nacht ein Glas Wasser auf den Tisch stellen. Dort sammeln sich dann die unerwünschten Energien. Am nächsten Morgen gießt du das Wasser in die Toilette.

Du kannst aber auch einen mitgebrachten Bergkristall auf den Tisch stellen. Vergiss nicht, ihn am nächsten Morgen unter kaltem, fließenden Wasser zu reinigen (einfach einige Sekunden abspülen).

Ebenfalls kannst du dich selbst reinigen, indem du dir über deinem Kopf eine Lichtdusche vorstellst, aus der das Licht dich wie ein sanftes Gewand umhüllt und alle unerwünschten Energien fort schwemmt.

Wenn du öfter so ein Ritual durchführst, stärkst du das Empfinden dafür, wie sich dein energetisch gereinigter Körper anfühlt.

Und irgendwann merkst du, dass die Visualisierung in solchen Fällen die Tat ersetzt.

(Ge-)Danken

Zu diesem Teil gehören (wie schon in **Teil 2** erwähnt) die mentalen Hilfen wie das Danken, die mentale oder auch verbale Zuwendung zu den verschiedenen Körpersystemen, den Persönlichkeitsanteilen, der näheren Umgebung mit ihren Menschen und der Natur. Dem Danken sind keine Grenzen gesetzt.

Das heißt, wir können jedem Organ, jedem Persönlichkeitsanteil, jeder Situation und sogar jeder Krankheit danken.

An dieser Stelle möchte ich noch einmal darauf zurückkommen, was ich zu Beginn über den Aufbau des physischen Körpers geschrieben habe:

Von den Organen kam ich auf die Moleküle, dann die Atome und zu guter Letzt auf die Quanten zu sprechen.

Diese Quanten konfrontieren uns noch einmal stärker mit dem Mysterium des Lebens. Denn sie sind für uns nicht fassbar im eigentlichen Sinn.

Es ist schwierig, sie durch Beobachtung wahrzunehmen. Sie zeigen uns höchstens die Konsequenz ihres Aufenthalts in dem Sinne, dass in uns Leben vorhanden ist. Das, woraus sich Leben aufbaut, ist also noch weniger fassbar, als wir bis dato angenommen haben.

Dazu kommt, dass die modernen Physiker herausgefunden haben, dass Materie nichts weiter ist als eine bestimmte Erscheinungsform von Energie. Tatsächlich ist sie ein lebendiges Gefüge von bewegten Energiemustern.

Deshalb können wir die Erfahrung machen, dass der Körper reagiert, wenn wir ihn mitsamt seiner kleinsten Bausteine ansprechen.

Das bedeutet, dass diese Quantenteilchen den geistigen Bereich unseres Lebens ausmachen. Sie sind damit die Verbindungsenergiepartikel zwischen unserem physischen Körper und dem Geist.

Es gilt jedoch immer noch unsere Vorstellung von Körper, Geist und Seele. Auch die Festigkeit unseres physischen Körpers passt in dieses physikalische System hinein; denn seine kleinsten Teilchen erscheinen wegen ihrer hohen Geschwindigkeit als feste Bestandteile unseres Körpers.

Bleibe also bei dem Erscheinungsbild deiner Körper-Geistkomposition. Denn das ist das Modell, das uns erlaubt, sowohl mit seinen Irritationen fertig zu werden, als auch seine Heilungskräfte zu aktivieren. Es ist das Modell, das uns hilft, eine eigenständige Persönlichkeit zu werden.

Kommunikation mit den Organen am Beispiel unseres Magens

Wir wenden uns in diesem Kapitel unserem Magen zu. Irgendetwas drückt uns zum Beispiel und lässt uns in dieser Gegend ein Unwohlsein empfinden. Hast du dem Magen jemals gedankt für die unermüdliche Leistung, die er aufbringen muss, um all das zu verdauen, was wir (häufig unüberlegt) an Essbarem im wahrsten Sinne des Wortes in uns hinein schieben?

Wie wäre es, wenn wir uns in Ruhe hinsetzen, eine Hand auf dem Magen, die andere auf dem Bauch, oder mit einer Hand in sanft massierenden Bewegungen über den Verlauf des Dickdarms streichen (von der rechten Leiste hoch, kurz unter dem Magen quer zur linken Seite und dort wieder bis zur Leiste hinunter) und mit folgenden Worten diese körperliche Zuwendung begleiten:

„Lieber Magen, ich danke dir, dass du bis jetzt ohne großen Widerstand jeden Bissen, den ich dir angeboten habe, aufgenommen hast. Dass du dafür gesorgt hast, dass die Nahrung durch die verschiedenen chemischen Prozesse für den Körper verträglich gemacht wurde, so dass diese in die Einzelteile zerlegte Nahrung teilweise im Darm resorbiert werden kann, um dann Teil meines Körpers zu werden. Ich danke dir, dass du dich bemüht hast, alles Unverträgliche in Zusammenarbeit mit dem restlichen Verdauungstrakt und den Drüsen, die das ihrige dazu beitragen, auszufiltern, so dass nur das in die Blutbahn und weiter in die Zellen gelangt, was meiner körperlichen Entwicklung und Gesundheit zugute kommt.

Da ich nicht immer gleich merke oder auch nicht merken will, wenn etwas, wonach es mich gelüstet, für mich nicht verträglich ist, braucht es manchmal einen Warnschuss, um mich darauf aufmerksam zu machen, dass ich dir zu viel zumute.

Ich weiß, dass du nicht nur materielle Nahrung aufnehmen musst, sondern auch das, was ich an geistiger Nahrung schlucke sowie Vieles, an dem ich schwer kauen muss.

Danke, dass du so großartig bist. Ich verstehe, dass du zwischendurch müde bist, das, was auf dich zukommt, aufzunehmen und zu verdauen.

Verzeih mir, ich werde jetzt darauf achten, mehr natürliche Nahrung zu mir zu nehmen. Denn ich habe das feste Vertrauen in deine Regeneration, nämlich dass du deine Versorgungsarbeit wieder mit neuer Energie aufnehmen kannst."

Wir haben außerdem noch einen großen Trumpf in der Hand, nämlich über das benachbarte Chakra auf das jeweilige Organ einzuwirken. Im Fall des Magens ist es das Manipura oder Solar Plexus-Chakra, das auf die Farbe gelb anspricht.

Außerdem kannst du dir in Erinnerung rufen, dass der Magen ein (Yang-) Erd-Organ ist mit der Geschmacksrichtung süß. In diesem Fall können beispielsweise (gekochte) Karotten, Süßkartoffeln und Hirse angebracht sein, um den Magen vorübergehend zu entlasten.

So wie ich das Beispiel mit dem Magen beschrieben habe, kannst du zu jedem Organ, zu jeder Körperregion

Kontakt aufnehmen, dich darauf fokussieren und deinen Dank und deine Bitte dorthin hinschicken.

Bevor ich diesen Abschnitt über die Kommunikation mit den inneren Organen abschließe, möchte ich noch ein Organ erwähnen, dass in unserer persönlichen Wertschätzung meistens zu kurz kommt. Dennoch erwarten wir, dass es funktioniert und fühlen uns hilflos, wenn wir diesbezüglich eine Schwäche entdecken.

Es ist das Gehirn. Dieses leistet die größte Arbeit, und wir können gar nicht nachvollziehen, woran es überall beteiligt ist, nämlich wirklich überall. Bei jeder Begegnung, jedem Impuls, jedem Gedanken, jedem Gefühl. Es arbeitet unentwegt, um ständig seine Vernetzungen zu kontrollieren, beziehungsweise neu zu knüpfen.

Das Gehirn bekommt sehr schnell mit, wenn wir ihm unsere persönliche Achtung und unseren Dank zukommen lassen. Und es dankt uns, wenn wir unseren Körper mit guter Nahrung und Bewegung pflegen, wenn wir immer wieder einmal ein Gedankenclearing machen, und wenn wir uns geistig spirituell betätigen mit guter Musik, Kunst, Lyrik, Meditation und (wieder einmal) mit dem Bewusstsein, dass wir Teile eines großartigen Ganzen sind.

Kommunikation mit einer Krankheit

Soeben gab es das Beispiel, wie du mit deinem Magen kommunizieren kannst, und zwar nicht nur für die Situation, in der er dein Wohlgefühl stört. Auf diese Art kannst du mit jedem Organ, jeder Zelle und jedem Persönlichkeitsanteil kommunizieren. Immer ist zuerst ein Dank angebracht, dann wird ein Verständnis kundgetan und der Vorsatz, etwas in der Lebensweise zu verbessern.

Bei einer Krankheit ist es etwas anders. Teils ist sie das Produkt all jener Fehlverhalten, die wir meistens unbewusst auf anderer Ebene verursacht haben, teils spielen alte Verletzungen eine Rolle oder eine mangelnde Fähigkeit, sich selbst oder einem anderen zu verzeihen. Darauf komme ich noch zurück. Häufig sind es auch tief liegende Emotionen, die sich auf oberflächlicherer Ebene lediglich als Wut oder Angst zeigen. Wenn wir Aggressionen empfinden, ist es hilfreich, sich in einem ruhigen Moment zu fragen: Was steckt wirklich hinter diesen Gefühlen?

Zutiefst menschlich ist der Wunsch, die körperlichen Symptome zu eliminieren. Mit Pillen und Chirurgischer Entfernung geschieht zwar häufig eine vorübergehende Schmerz- und Symptomfreiheit, was in der Tat eine große Erleichterung bedeuten und lebensrettend sein kann. Langfristig ergibt sich jedoch in seltenen Fällen eine echte Heilung, eher eine Symptomverschiebung.

Heilung geschieht durch Zulassen!

Auch wenn es uns wie Hohn erscheint, ist es wichtig,

selbst eine Krankheit zu begrüßen. Es nützt dir gar nichts, wenn du sie verdammst, denn es gibt einen Sinn, dass sie dich heimsucht.

So wie Dr. Bach sagt, die Seele habe etwas nicht verstanden, so sagt der Schamane, du seiest von deinem Weg abgekommen.

Wir haben alle unseren ureigenen Weg. Leider können wir ihn meistens nicht erkennen. Zu sehr werden wir durch äußere Dinge, durch das, was man zu tun und zu unterlassen hat, sowie durch Modetrends und Gewohnheiten abgelenkt.

Damit bauen sich Hindernisse vor uns auf. Am Anfang sind sie fast unmerklich, doch wenn wir sie nicht beachten, wachsen sie sich zu Blockaden aus, die den Energiefluss schmerzhaft stören können. Es entstehen Symptome, deren Aufgabe es ist zu verhindern, dass wir unseren Weg ohne Veränderung weiter gehen. Wenn wir diese Symptome ignorieren oder lediglich mit Medikamenten betäuben, können wir wirklich krank werden.

Die Krankheit hat also einen Sinn, wie auch unsere Sterblichkeit einen Sinn hat.

Normalerweise gehen wir also jetzt zum Arzt, Therapeuten oder Heilpraktiker. Zu einem Menschen, der es versteht, unsere Symptome zu lindern bzw. zu entfernen. Das ist für die meisten von uns der logische Weg, besonders, wenn wir uns in einem Stadium befinden, in dem wir die Symptome als extrem störend, schmerzhaft oder gar lebensbedrohlich empfinden.

Wenn Schmerzen und Leiden uns umtreiben, steht uns

nicht der Sinn danach, auch noch ein Gespräch mit der Krankheit zu beginnen und sie womöglich respektvoll zu behandeln.

Genau das wäre jedoch einer der Wege, aus dem Dilemma heraus zu kommen. Es geht nicht darum, alles weg- und auszuradieren, sondern es geht darum, mit den körperlichen und seelischen Beschwerden umzugehen und deren Ursachen, so weit es möglich ist, auf psychischer Ebene auf den Grund zu gehen.

Eine große Hilfe kann die symptomatische Sprache sein, die in ihrer Doppeldeutigkeit eine Möglichkeit ist, zu erkennen, was im seelisch-geistigen Bereich nicht in Ordnung oder nicht in der Balance ist.

Zum Beispiel:

„Es sitzt mir in der Kehle, es geht mir an die Nieren, es liegt mir im Magen."

„Der Körper zeigt mir eine Starre. Wie steht es mit meiner seelisch-geistigen (Un-)Flexibilität?"

Der Begründer der psychsomatischen bzw. symptomatischen Sprache, wie auch der Begründer der körperzentrierten Psychotherapie ist der Bioenergetiker **Wilhelm Reich**.

Es gibt heute genügend Literatur, die sich mit der symptomatischen Sprache befasst (Detlefsen, Dahlke, Hay).

Benutze diese Bücher nicht wie Lexika, die dein Leiden durch vorgefertigte Sätze beschreiben, sondern schaue selbst, was für eine Rolle das jeweilige Organ in Deinem Körper spielt, um dann diese Funktion ins Geistige zu übersetzen.

Versuche, entspannt zu sein und dich weitgehend von Gedanken frei zu machen. Dann spüre in deinen Körper hinein und versuche, seinen Zustand mit deinen Worten auszudrücken.

Begrüße den Auslöser für diesen nicht willkommenen Zustand und frage ihn, was ihn dazu bewogen hat, deine Gesundheit zu stören.

Frage nach seinem Sinn und erkläre dich bereit, mit ihm zu kooperieren.

Das bedeutet, du bist bereit, etwas in deinem Leben zu verändern.

Freiheit ist unter anderem, das zu akzeptieren, was einem passiert. Wir haben in vielen Fällen die Wahl, dem Leben dann eine Wendung zu geben.

Was unser Körper uns an Schmerz- und Stresssymptomen zufügt, ist häufig ein Zeichen dafür, dass wir an alten, überholten Dingen und Zuständen festhalten, obwohl eine Veränderung unserer Gewohnheiten angebracht wäre.

Manchmal bildet unser Körper etwas Zusätzliches, in dem wir keinen Sinn und Nutzen sehen, z.B. einen Leberfleck, eine Warze, etwas, von dem wir vorhaben, es weg schneiden zu lassen.

Versuche, nicht nur den Gedanken des „Weghaben-wollens" in dir entstehen zu lassen, sondern bedenke, dass dich diese Stelle unter Umständen Jahre begleitet hat, ein Stück von dir geworden ist.

Wenn du den Entschluss gefasst hast, diese Stelle entfernen zu lassen, nimm dir vorher Zeit, dich im wahrsten Sinne von ihr zu verabschieden. Gestehe ihr zu, dass sie einen Teil deines Lebens miterlebt hat und dass sie nicht nur Körperliches, sondern auch Emotionales beinhaltet.

Ebenfalls kannst du dieses Ritual durchführen, wenn die Schilddrüse, der Blinddarm (bzw. sein Wurmfortsatz) oder irgendeine andere Drüse oder ein Körperteil operativ entfernt wird.

Es hilft, den Körper als Ganzes wahrzunehmen mit all dem, was er entstehen ließ. Die Zellen werden es dir danken.

Kommunikation mit den feinstofflichen Anteilen.

Natürlich kannst du ebenso mit deinen feinstofflichen Anteilen kommunizieren und ihnen danken. Dank gebührt allen Anteilen, dass sie sich so herrlich einfügen in dieses wunderbare Konzept

„Körper- Seele -Geist".

So wie die Organe die persönliche Anrede aufnehmen, so wie selbst die Krankheit sich dem nicht entziehen kann, so tut es jede Zelle. Vergiss nicht, dass jede einzelne Zelle eine ganz spezifische Intelligenz aufweist.

1. Kommunikation mit dem Unteren Selbst

Ich gebe jetzt ein Beispiel dafür, wie ich mit meinem Unteren Selbst sprechen kann.

Indem das Untere Selbst oder das persönliche Unterbewusstsein immer wieder auf Erlebtes zurückgreift, bestimmt es darüber, wie wir fühlen und was für ein Bild wir uns über unsere Mitmenschen machen.

Im Grunde genommen, ist die Aussage unseres Unteren Selbst: **„Sei, wie du bist"**.

Genau das überhören wir gern. Wir haben die Vorstellung, es koste uns große Mühe, herauszufinden, wer wir wirklich sind.

Dabei bräuchten wir nur auf die Signale unseres Unteren Selbst zu achten, um das heraus zu finden.

Wie ich schon im **Teil 1** erwähnt habe, ist das Untere Selbst unser kreativer, fantasievoller Anteil, der auch die Struktur unseres Temperamentes bestimmt. Vieles ist genetisch angelegt, doch tragen unsere Kindheitserfahrungen und -begegnungen stark zur Entfaltung unseres Verhaltens und unserer Begabungen bei. Jede Hilflosigkeit, jede Sehnsucht nach Geborgenheit entsteht aus einem Impuls unseres Unteren Selbst. Gerade die unerfüllten Sehnsüchte sind Resultate unverarbeiteter Verletzungen und entstehen aus abgelehnten Gefühlen, die in verschiedenen Gewändern immer wieder hochkommen.

Wenn du dich also hilflos und von verletzten Gefühlen bedrückt fühlst, ist es höchste Zeit, dich um dein Unteres Selbst zu kümmern. Hast du es noch nie direkt angeredet, beginne damit, es anzusprechen.

Bitte es um Verzeihung, dass du es bis jetzt ignoriert hast. Du weißt, dass es dich in unermüdlicher Hingabe begleitet. Versprich ihm, es von jetzt an zu achten und ihm deine Liebe zukommen zu lassen. Sag ihm, wie wichtig es für dich ist und dass ihr eine Einheit seid, eine Einheit, die stark machen kann.

In etlichen Seminaren wird das Untere Selbst mit dem Inneren Kind gleichgesetzt. Auch wenn das Innere Kind nicht die ganze Bedeutung des Unteren Selbst abdeckt, kannst du dich mit diesem Aspekt beschäftigen. Vielleicht fällt es dir leichter, wenn dieser Teil eine konkretere Gestalt hat.

All die verletzten Gefühle und die unerfüllten Sehnsüchte stammen in der Regel aus unserer Kindheit.

Du kannst dir also dein Unteres Selbst als kleines Kind vorstellen. Vielleicht hast du ein inneres Bild oder ein Foto von dir aus deiner Kindheit.

Umarme es in Gedanken, lass alle alten Gefühle in dir hochsteigen. Sie dürfen da sein, wie alle Gefühle da sein dürfen. Erst wenn diese abgelehnten Gefühle wahrgenommen werden, können wir uns von ihnen verabschieden, so dass sie gehen dürfen. Sprich deinem Inneren Kind dein Mitgefühl aus und erkläre ihm, dass ihr jetzt erwachsen seid und Vieles selbst bestimmen könnt, auch, ob ihr euch verletzen lasst oder nicht. Denke auch daran, dass das Leben nicht nur aus Ernst besteht, auch wenn uns das früher immer wieder gesagt wurde. Wenn du tanzt, singst, lachst und spielst, dann bist du deinem Inneren Kind und damit deinem Unteren Selbst ganz nahe. Du wirst spüren, dass deine Lebenskraft heilsamer durch dich hindurch strömt.

2. Kommunikation mit dem Höheren oder Hohen Selbst

Diese Kommunikation kann nur in aller Stille geschehen, da die Signale des Höheren Selbst sehr fein sind. Die **Hawaiianischen Kahunas** sagen, dass wir den Kontakt zum Hohen Selbst über unser Unteres Selbst bekommen, da das Untere Selbst so etwas wie ein Kind des Hohen Selbst ist und mit unseren körperlichen und emotionalen Regungen sehr vertraut ist. Siehe **Teil 1 und Teil 4**.

Darum können wir das Untere Selbst bitten, den Kontakt herzustellen und dem Hohen Selbst für sein Dasein danken. Wir können ihm dafür danken, dass es die Brücke zum Göttlichen bildet und den Anteil in uns darstellt, der aufgrund der inneren Weisheit einen Draht zum Universellen hat.

Wem das alles zu esoterisch erscheint, der möge überlegen, ob es nicht doch etwas in jedem Lebewesen gibt, das nicht zum Organischen gehört, sich also nicht zersetzt, sondern wegen seiner geistigen Substanz unsterblich ist. Es bleibt immer dir überlassen, wie du kraft deiner Überzeugungen mit dir und deiner Welt umgehst und was du in ihr siehst.

Die Kommunikation mit diesen feinstofflichen Anteilen hat einen starken Bewacher, einen Beschützer oder einen Kontrolleur im besten liebevollen Sinn, das **Herz**. Nicht das Herz als Organ, sondern das Herz als obere Instanz unserer Liebe, unserer Hoffnung, unserer Empathie, unserer ureigenen Moral oder Ethik.

Deinem Herzen kannst du nichts vormachen. Es spürt

sofort, wenn sich ein falscher Ton einschleicht. Nicht umsonst bedienen wir uns der Redewendung: „Von Herzen". Es ist ratsam, auf sein Herz zu hören, und es geschieht, wenn wir etwas von Herzen tun.

Joseph Jaubert, frz. Philosoph:

> *„Der Verstand kann uns sagen, was wir unterlassen sollen, das Herz kann uns sagen, was wir tun müssen."*

Man muss gar nicht erklären, wie es ist, mit seinem Herzen im Reinen zu sein. Wenn du diesen Zustand erreichst, ist es unverwechselbar. Man sagt, dass es vergleichbar mit dem Zustand der Erleuchtung ist, frei von allem, was einen im Leben blockiert.

Freiheit bedeutet: Du tust etwas von Herzen.

Vertrauensübung

Überlege dir, was du in deinem Leben ändern möchtest. Schreibe es auf, versuche, es dir so konkret wie möglich vorzustellen. Zeichne es in Farben, versieh es vielleicht mit Klängen, singe es, tanze es. Dann setze dich hin und wende dich an die geistigen Helfer deines Vertrauens. Wenn du keinen Draht zu Engelenergien oder anderen geistigen Helfern hast, wende dich an das unendliche geistige, schöpferische Feld, von dem du ein Teil bist.

Wichtig ist, dass du dich an etwas wendest, was in deiner persönlichen Vorstellung größer ist, als du es bist. Etwas, das zu der Welt gehört, die für dich deinen Ursprung darstellt und von dem du überzeugt bist, dass sie dir Hilfestellung geben kann.

Von welcher Art auch immer dein Wunsch ist, drücke ihn so aus, als ob er bereits Realität geworden ist. Du kennst es wahrscheinlich, Wünsche wie eine Affirmation auszusprechen. In der Affirmation liegt das Wort „firm", also „fest". Es festigt deinen Wunsch und zeigt eine Entschlossenheit, die unbeirrbar deine Überzeugung zeigt. Um auszuschließen, dass du im Nachhinein an der Wortwahl deines Wunsches herumdeutelst, kann du ihn auf einen Zettel schreiben und diesen Zettel an einen sicheren Ort legen. Du kannst dir natürlich ein besonders schönes Kästchen dafür bereithalten. Vergiss nicht, der geistigen Welt einen Dank auszusprechen, dass sie sich deiner Wünsche annimmt. Der Dank zeigt dein Vertrauen, dass dein Wunsch oder Vorsatz in Erfüllung gehen wird, und zwar so, dass es für alle Beteiligten das Beste ist.

Wenn du diesen Dank aussprichst, spüre deine Erdung, nimm wahr, wie dich die Erde trägt und wie aufgehoben du auf ihr bist. Stell dir vor, dass dich ebenso die geistige Welt trägt und dass diese geistige Welt für dich das Beste will. Dieses Getragenwerden setzt ein Loslassen voraus. Das Loslassen ist der körperliche Aspekt deines Vertrauens. Es ist eine Hingabe an den Träger. Hingabe setzt Vertrauen voraus.

Nimm das Kästchen immer wieder in die Hand. Es kann täglich sein. Die geistige Welt verliert nicht die Geduld, wenn du dich in deinem Wunsch wiederholst. Ich denke zwar, man muss sie nicht dauernd an die Erfüllung der Wünsche und Bitten erinnern, aber du kannst es betrachten wie ein immer wiederkehrendes Mantra. Es hilft dir beim Fokussieren deines Zieles.

Vertrauen haben heißt nicht, es wird schon gut gehen. Vertrauen haben heißt vielmehr, alles, was passiert, ist gut für mich. **(Ulrich Mohr)**

Liebesübung

Manchmal kommt uns der Gedanke, der uns auch immer wieder in Selbsterfahrungs-Seminaren begegnet, nämlich, dass es erstrebenswert sei, allen Geschöpfen gegenüber Liebe zu empfinden. Wir lesen häufig in der spirituellen Literatur, dass es für uns selbst heilend wirkt, anderen mit Liebe zu begegnen.

Dazu möchte ich sagen: Im Zweifelsfall behalte deine Authentizität. Nicht jeder kann jeden lieben. Und besser und respektvoller ist es, den Mitmenschen gegenüber Achtung und ein ehrliches Verhalten an den Tag zu legen, als ihnen mit falsch verstandener und esoterisch verpackter, scheinbarer Liebe zu begegnen.

Wir können versuchen, einer problembehafteten Beziehung mit dem echten Wunsch einer gegenseitigen Verzeihung entgegen zu treten. Du kannst z.B. folgende Worte denken:

„ Ich bitte um Verzeihung, wenn ich dich verletzt habe, und ich verzeihe dir, wenn es von deiner Seite aus geschehen ist."

Damit können wir beginnen, diese Beziehung entweder neu zu leben oder in Frieden mit ihr abzuschließen.

Wenn wir uns gar nicht dazu überwinden können, einem Menschen zu verzeihen oder irgendetwas an ihm sympathisch zu finden, obwohl es uns wichtig wäre, dann stellen wir uns vor, dass dieser Mensch einmal ein kleines Kind war, das mit Freude und Neugier ins Leben marschierte. Und wir stellen uns vor, dass dieser

Teil immer noch in dem Menschen lebt und anerkannt werden will.

Wie steht es mit der Liebe zu dir selbst?

Sich selbst zu lieben, ist in derselben Quelle zu finden wie andere zu lieben. **(Erich Fromm).**

Empfindest du dich als wertvoll, als liebenswert? Es ist gar nicht so einfach, sich dieses Gefühl als erwachsener oder als heranwachsender Mensch zuzugestehen.

Liebenswert zu sein, ist ein Geburtsgeschenk. Die Natur bemüht sich in den meisten Fällen um Zauber und Liebreiz bei einem neugeborenen Kind.

Aber wir werden alle von früh auf an mit den Animositäten der Eltern, der Erzieher, der Umwelt konfrontiert. Wir erfahren früh genug die bittere Wahrheit, dass die Welt nicht so ist, wie wir anfänglich glaubten. Und wir erfahren nicht nur Schmerzen körperlicher Natur.

In der Berührung mit der Umwelt wird uns häufig signalisiert, dass wir weder wertvoll noch liebenswert sind. Synthetisch anmutende Modelfiguren zeigen uns eine Schönheit, mit der wir im normalen Leben nicht mithalten können. Gleichzeitig enthalten sie die Botschaft, dass der Erfolg im Beruf, im Privaten oder beim anderen Geschlecht von dieser Schönheit abhängt. Der Mensch mit seinen individuellen unregelmäßigen Reizen scheint nicht mehr „in" zu sein.

Wie sollten wir uns in dieser Welt wertschätzen oder gar lieben!

Würden wir es schaffen, uns von dieser äußerlichen Diktatur zu lösen und der Feinheit und der Anmut unserer Seele, die Freude und Lebendigkeit zeigt, freien Lauf zu lassen und diese Züge nach außen zu tragen, dann könnten wir uns über die reine Äußerlichkeit hinwegsetzen.

Das von der Äußerlichkeit abhängige Schönheitsdiktat ist immer darauf bedacht, ein „Mehr" und ein „Besser" zu werden.

Je weniger wir uns selbst schätzen oder lieben, umso mehr fahren wir auf das Äußere ab, feilen an unserer Äußerlichkeit herum und sind abhängig von Urteilen und Meinungen anderer.

Wie in **Erich Fromms „Kunst des Liebens"** ist auch bei unserer Wertschätzung und bei unserer Eigenliebe nicht ein „**Mehr**" sondern ein „**Anders**" gefragt. Wenn wir einem Menschen begegnen, dessen Augen voller Lebendigkeit auf uns ruhen, während er aufmerksam unseren Worten folgt, der herzhaft mit uns lachen kann, oder dessen Empfindungen mit unseren in Resonanz gehen, wie viel Schönheit kommt uns da entgegen!

Es hat sich eingebürgert, dass Schönheit der Mode unterworfen ist. Was ist das für eine Schönheit, wenn wir immer darauf bedacht sind, in dieser Beziehung linientreu zu bleiben.

Erinnere dich an Menschen, in deren Gesellschaft du dich wohl fühlst. Waren es die modisch Schönen? Wie viel blieb in deiner Erinnerung von ihrer äußeren Schönheit, wie viel von ihrer Warmherzigkeit, von ihrer Art zu sprechen und zuzuhören?

Du hast all diese Züge in dir, ohne dass du mit einem Maßband oder einer Wage nachprüfen musst, ob du dem attraktiven Standart entsprichst. Denke auch daran: Je mehr du dich perfektionieren willst -äußerlich oder intellektuell- umso weniger bist du bei dir selbst. Bei dir selbst sein heißt, deine ganz persönlichen Eigenheiten zu leben, deinen ganz persönlichen Charme zu entwickeln, deine eigene Gestik und Mimik zu zeigen. Du bist etwas Besonderes, ein Individuum!

Deshalb kannst du die nächste Übung mit voller Überzeugung durchführen. Eine Übung, die wie eine Affirmation durchgeführt wird.

Du klopfst mit beiden Fingerspitzen leicht auf die Mitte deines Brustbeines und sagst dreimal:

„Ich bin mutig und stark, glücklich und gesund, vital und schön, liebenswert und liebesfähig.“

Du wirst sehen, es ist gar nicht so schwer, sich selbst zu lieben, wenn wir den Gedanken ablegen, dass Selbstliebe schambesetzt ist und zudem etwas mit Egoismus zu tun hat. Selbstliebe beinhaltet, sich so anzunehmen, wie man ist und sich hin und wieder selbst etwas Gutes zu tun. Das hindert uns ja nicht daran, auch anderen Menschen an diesem Guten teilhaben zu lassen.

Egoismus entspringt der Haltung, dass ich selbst nicht genug habe und dass ich mir das, was ich haben will, ohne Rücksicht auf Andere hole.

Erinnere dich an das Kapitel über das Danken und die Gedanken. Du weißt, dass sowohl das Danken als auch die Gedanken viel auslösen. Ich habe vorhin vom Verzeihen gesprochen. Verbinde nun alles und bitte deinen Körper um Verzeihung, dass du ihn so missachtet hast. Bitte dich um Verzeihung, dass du deinen Wert so gering geschätzt hast.

Danke deinem Körper, dass er sich bei dieser Behandlung weiterhin bemüht hat, deinen Vorstellungen gerecht zu werden.

Bitte dich um Verzeihung, dass du es dir übel genommen hast, wenn du nicht immer so gehandelt hast, wie du erwartest, dass ein Mensch handeln sollte.

Verdamme deine Schwächen nicht, sondern lade sie ein. Sie sind ein Teil deiner Entwicklung, ein Teil deines Selbst. Indem sie da sein dürfen, wandeln sie sich in Stärken um. Bedanke dich, dass dir all diese Gedanken kommen, solange es noch nicht zu spät ist, solange du noch etwas ändern kannst, was sich dir als Blockade in den Weg stellt.

Sexualempfinden

Trotz scheinbar freizügigem Umgang mit der Sexualität handelt es sich hierbei immer noch um ein Tabuthema. Man gesteht zwar die Sexualität jungen, mit Vorliebe auch noch attraktiven, Menschen zu, sie wird in Büchern beschrieben, wir werden in Filmen mit ihr konfrontiert. Der tägliche Umgang mit der Sexualität findet allerdings im Verborgenen statt.

Man beschwert sich über das Wetter, das laute Radio des Nachbarn, die Redefaulheit oder Redesucht des Partners. Aber man beschwert sich nicht über sexuelle Unlust oder rücksichtsloses Vorgehen in der Partnerschaft.

In keinem Punkt wird so viel gelogen, werden so viele Fantasiegeschichten von Menschen erzählt wie über ihr eigenes sexuelles Verhalten.

Viele Menschen, Fachleute und Wissenschaftler haben sich darüber schon den Kopf zerbrochen, warum das so ist. Soll es sich hierbei doch um die schönste Sache der Welt handeln, zumindest um eine der schönsten Sachen. Wie sagte neulich eine **medizinische Fachfrau** der Sexualität, von ihrem Mann liebevoll neckend Frau Dr. Sex genannt:

„Es ist keine Arbeit, nur Vergnügen, und das Werkzeug hat man immer dabei."

Ist diese Dame vielleicht zu beneiden, ist sie besonders erotisch, hat sie den großen Durchblick oder einfach nur Erfahrungen angesammelt?

Ich weiß nicht, ob es dich/uns weiter bringt, wenn wir uns über sie den Kopf zerbrechen. Es geht hier um unsere ureigene Sexualität. Damit setze ich nicht zu einer Anleitung an, es gibt genügend Literatur auf dem Gebiet.

Ich möchte nur anregen, dass du dich vom allgemeinen Anspruch zurückziehst. Frauen gehen heute häufig im Zuge der Gleichberechtigung an die Sexualität heran wie Männer. Nicht selten wird es zu einer Art Leistungssport herab gewürdigt. So könnte man leicht das Gefühl haben, dass man immer den Kritiker oder mindestens den Kontrolleur an der Seite hat, wenn man sich auf ein sexuelles Erlebnis einlässt.

Sei dir als Mann deiner Männlichkeit bewusst, die nicht besser oder schlechter ist als die Weiblichkeit. Aber sei dir auch in all deiner Männlichkeit darüber klar, dass du an dem Partner, der Partnerin an deiner Seite etwas sehr Kostbares hast.

Als Mann hast du häufig eine klarere und auch im besten Sinne einfachere Auffassung von Sexualität als die Frau. Aber denke immer daran, dass es primär nicht um Befriedigung geht, sondern um das Erleben einer freiwillig geschenkten Intimität.

Sei dir als Frau deiner Weiblichkeit bewusst und trage damit die Verantwortung für deine Sexualität. Da die Sexualität der Frau mehr im Verborgenen liegt, möchte ich darauf noch etwas genauer eingehen.

Nutze die Stunden, in denen du allein bist, lerne, in die Entspannung zu gehen und in dich hineinzuspüren. Nimm einfach wahr, wie deine Lebensenergie in dir kreist und wonach dir der Sinn steht. Du kannst das sehr gut in deine Meditation einbauen. Lass in dir den Vorsatz entstehen, niemals (mehr) ein Objekt zu sein, sondern ein eigenständiger Mensch mit einer eigenständigen Sexualität, die sich auf deinen ganzen Organismus erstreckt. In dem Wahrnehmen dieser Gefühle steckt der Schlüssel zur Weiblichkeit. Spüre dein Frausein und genieße es. Es lässt dich mit oder ohne PartnerIn erblühen.

Ich weiß, es ist jetzt keine Anleitung zur sexuellen Glückseligkeit. Das musst du selber mit oder ohne Hilfe herausfinden. Mein Anliegen ist, dass du dich in deiner Weiblichkeit beziehungsweise deiner Männlichkeit wieder findest. Dies läuft immer wieder darauf hinaus, den Augenblick zu leben.

Indem du dich in deiner sexuellen Orientierung wieder findest, entwickelst du auch dein Körpergefühl. Ein ausgeprägtes Körpergefühl hilft dir, deine Gesundheit und deine Sexualität in dein Leben einzubeziehen.

Denke daran, dass sexuelle Energie nicht einfach eine Energie ist, die in einer Entladung explodiert, sondern dass sie ein körperlicher Ausdruck spiritueller Kraft ist.

Meditationsübungen

Wir brauchen keinen Altar, keine Meditationsecke auch wenn es schön wäre, so etwas zu haben, um vielleicht leichter in eine meditative Stimmung zu kommen. Wir könnten einen kleinen Hocker in eine Ecke stellen, eine schöne Decke darauf legen, einen blühenden Zweig in eine Vase stellen, vielleicht einen besonderen Stein und/oder ein Bild. Wir brauchen nicht notwendigerweise eine bestimmte Zeit. Daran würde es auch bei mir im Übrigen total scheitern, obwohl ich zugeben muss, dass bestimmte Zeiten die Durchführung von neuen Gewohnheiten erleichtern. Wir brauchen eigentlich gar nichts, nur den Vorsatz, uns für einige Minuten hin zu setzen und gleichzeitig die Absicht, unsere Unruhe, die uns davon abbringen will, in die Stille zu gehen, anzuschauen.

Einige Worte zur Sitzposition:

Ein Lotussitz (beide Füße liegen auf den gegenüber liegenden Leisten) muss nur sein, wenn er uns keine körperlichen Beschwerden macht. Sein Sinn ist, dass die Durchblutung im Rumpf und Kopf gefördert und damit unser Gehirn zur Klarheit angeregt wird.

Dasselbe gilt für einen Halblotussitz, bei dem nur ein Fuß auf der gegenüber liegenden Leiste liegt. Ein Schneidersitz tut es auch, wenn wir gern am Boden sitzen. Ein Kissen unter dem Gesäß und/oder unter jedem Knie entlastet die Wirbelsäule und die Gelenke.

Wichtig ist es, sich zu erden. Wenn du mit gekreuzten Beinen auf dem Boden oder auf einem Sofa sitzt,

117

kannst du dir vorstellen, dass sich deine Wirbelsäule in den Boden hinein verlängert wie eine Wurzel, die sich dort verankert und dir so das Gefühl der Erdung vermittelt. Sitzt du auf einem Stuhl, weil dir der Sitz am Boden nicht zusagt, spürst du unter deinen Sohlen den Boden. Das Gefühl der Erdung ist so leichter wahrzunehmen. Auch wenn es wichtig ist, bequem zu sitzen, sieh zu, dass dein Rücken aufgerichtet ist. Das ist eine Sache der Gewohnheit. Du kannst dich jedoch auch in dieser aufrechten Haltung anlehnen oder dir ein starkes Polster hinter den Rücken stecken. Vergiss nicht, dass viele Rückenbeschwerden daher kommen, dass die meisten von uns, zumindest in der Freizeit, schlampig, wenn auch in gewisser Weise gemütlich, in einem zu weichen Polster halb liegend sitzen.

Meditation in Ruhe

Bevor du mit deiner Sitzung beginnst, solltest du alle Dinge ausschalten, die stören könnten wie Türklingel und Telefon. Die Mitbewohner bittest du, dich ungestört zu lassen, bis du dich wieder meldest.

Du wirst die Erfahrung machen, dass in dem Moment, in dem du beschließt, ruhig zu werden, nicht nur viele Gedanken auf dich einstürmen, sondern dir auch etliche Ideen zufliegen von den Dingen, die du unbedingt erledigen solltest, am besten jetzt sofort oder spätestens, wenn die Meditationssitzung vorbei ist.

Häufig setzt sich der hartnäckige Gedanke in deinem Gehirn fest, dass diese Ideen verloren gehen könnten, wenn du sie nicht gleich in die Praxis umsetzt.

Leg Papier und Stift neben dich, denn es ist nicht verboten, zwischendurch einmal die Augen zu öffnen, um irgendein Stichwort aufzuschreiben. Du wirst sehen, es beruhigt ungemein. (Was du schwarz auf weiß hast...)

Bevor du jetzt wirklich beginnst, kannst du dir einen Satz aufschreiben, oder ein Wort, das du wie ein Mantra benutzen kannst. Ein Mantra ist ein Meditationsbegriff, der wie eine Affirmation einen gewünschten Zustand beschreibt, als sei er schon eingetreten. Es wird in einer gewissen Regelmäßigkeit wiederholt und hilft uns, dem Gedankenkarussell vorübergehend zu entkommen.

Beispiel-Mantren:

Die Mantren aus **Teil 3** sowie:

– ich empfange meine Heilung.
– ich gehe tief in meine Mitte.
– ich berühre mein inneres Selbst.
– ich erfahre mein Göttliches Selbst."

Oder während der Einatmung: „Ich", während der Ausatmung: „bin."

Mantren, die aus einem Wort bestehen:

– Heilung
– Ruhe
– OM

Zu OM möchte ich noch einige erklärende Worte sagen:

OM ist ein Sanskritwort, das in der hinduistischen Tradition den Urton darstellt, den Urton, aus dem die Schöpfung entstanden ist. Es ist vergleichbar mit dem

Wort aus den ersten Zeilen des

Johannisevangeliums:

„Im Anfang war das Wort, und das Wort war bei Gott, und das Wort war Gott"

In einigen Bibelübersetzungen wird der Begriff „Wort" ersetzt durch den Begriff „Schwingung".

Du kannst dir vielleicht vorstellen, dass das Intonieren dieses kurzsilbrigen, dennoch kraftvollen Mantras OM dich selbst in eine andere Schwingung bringen kann.

Wenn es dir lieber ist, sprich ein kleines Gebet dorthin, wohin dich deine Überzeugung führt und bitte in der Meditation darum, deinem Geist, deiner Essenz und damit deinem Innersten nahe zu kommen.

Jetzt wende dich deinem Körper zu. Du hast die Sitzposition eingenommen, die dir angenehm ist. Schließe die Augen, um dich nicht von deiner äußeren Umgebung ablenken zu lassen.

Spüre deinen Körper und nimm wahr, wie dein Rücken aufrecht ruht---fühle, wie dein Becken die Unterlage berührt ---. Spüre in deine Hände hinein--- in deine Knie--- in deine Füße---. Werde dir deines Atems bewusst---. Sei ganz bei deinem Ein- und bei deinem Ausatmen und fühle, wie sich Bauch und Brust in deinem Atemrhythmus bewegen.

Während der Einatmung, bewegt sich der Bauch heraus, während sich das Zwerchfell senkt und der Brustraum größer wird, und während der Ausatmung gehen Zwerchfell und Bauch wieder sanft zurück.

Lass dir bei dieser bewussten Atmung vielleicht ein bis zwei Minuten Zeit.

Dann überlass deinen Atem sich selbst und konzentriere dich auf den ersten Gedanken, der jetzt neu entsteht. Versuche einfach zu erfassen, wann und wo er auftaucht. Dies ist eine allgemeine Aufforderung, die auch in der meditativen Quantentechnik empfohlen wird. Du wirst merken, dass die Gedanken spärlicher werden.

Während du eine winzige Gedankenpause bemerkst, schaue auf deine Augenlider.

Jetzt hast du vier Konzentrationspunkte:

Atmung, Bemerken des nächsten Gedanken, das Schauen auf die Augenlider und das Wiederholen deines Mantra.

Sei wachsam! **Andree van Lisbeth**, ein belgischer Yogalehrer, verglich die Gedanken immer mit Affen. Sie sind so schnell und so gewitzt, dass sie dich ablenken, bevor du etwas merkst.

Sollten sich Worte, Sätze in deine Stille hinein schmuggeln, schiebe sie sanft beiseite und wende dich wieder deinem Atem zu. Schaue gegen deine Lider und sei achtsam.

Genieße dann, dass die Gedanken verblassen. Spüre deinen Atem. Du kannst den aufgeschriebenen Satz, das Wort oder das Gebet innerlich wiederholen, du bist jetzt noch empfänglicher für seine Bedeutung, weil dein persönliches Unterbewusstsein umso aufnahmefähiger wird, je mehr du in die Entspannung gehst. Ob du es glaubst oder nicht, deine Entspannung schreitet fast unbemerkt fort.

Du bist jetzt bereit, Impulse wahrzunehmen, die tief aus deinem Unterbewusstsein kommen.

Auch wenn dich dieser Gedanke wieder ganz schnell zu deinem Tagesbewusstsein bringen kann, lass es einfach geschehen und schaue an, was an Gedanken und Impulsen kommt. Nur bleibe an keinem dieser mentalen Fragmente hängen.

Mit einem tiefen Atemzug beschließt du deinen Ausflug in die Stille.

Es reicht am Anfang, wenn du dich ungefähr fünf Minuten für deine Meditationsübung hinsetzt: Es wäre allerdings gut, wenn du dies vielleicht zweimal am Tag machen würdest.

Sieh zu, dass du deine Meditationssitzungen in den Wochen darauf etwas verlängerst.

Fünfzehn bis zwanzig Minuten einmal am Tag empfinde ich als eine gute Zeit, länger (oder öfter) entscheidest du selbst.

Wenn du mehr ein visueller Typ bist, könntest du ein Symbol oder das Bild eines Symbols vor dich hinlegen. Es sollte ein Symbol sein, mit dem du etwas anfangen kannst. Etwas, das dir eine Verbindung zu etwas Größerem zeigt.

Zum Beispiel ein gezeichnetes OM, ein Kreis, ein Stern, ein Zweig mit Knospen, ein (gleichschenkliges) Kreuz, ein Baum, die Blume des Lebens.

Wenn du auf dem Bild die Linien mit deinen Augen entlangfährst, könnte es eine Hilfestellung dafür sein, dass die Gedanken ruhen. Durch den tieferen Sinn des gewählten Symbols könntest du zu deiner inneren Mitte geführt werden.

Bist du ein akustischer Mensch, könnte eine passende Musik dich in eine tiefere Entspannung führen. Es kann Bach, Mozart oder eine der gängigen Meditations-Melodien sein.

Aber auch Gerüche können dich stimulieren, in eine gewisse Gedankenleere zu kommen. Wähle mit Bedacht ein reines ätherisches Öl, das für dich diesen Zweck erfüllt.

Irgendwann dient die Meditation nicht mehr dem Zweck, eine bestimmte Sache zu erreichen wie z.B. Entspannung, guten Schlaf, Gesundheit, Gewichts-reduktion oder irgendeine Wunscherfüllung.

Es gibt den Moment, in dem wir so mit unserem Inneren verbunden sind, dass jeder Wunsch sich erübrigt. Das ist der Augenblick des vollkommenen Daseins. Dann spüren wir nicht nur die Kraft, dann sind wir die Kraft. Diese Kraft ist die reine Transformations-kraft, an kein Ziel mehr gebunden, nur in sich selbst existierend. Das löst eine Heiterkeit aus, die von allein in uns hochsteigt, und es wird begleitet von einer Wunschlosigkeit, weil das Leben selbst diese Wunscherfüllung ist.

Ich weiß, es sind große Worte. Aber du weißt auch, jede weite Reise beginnt mit dem ersten (kleinen) Schritt. Und je weniger wir das Ziel anvisieren, umso größer werden die Schritte und umso mehr sind wir WIR SELBST.

Fantasiereise

Es gibt eine Verwandte der Meditation, die es uns in gewisser Weise erleichtert, uns vom Täglichen zu distanzieren, und das ist die Fantasiereise.

Eine Fantasiereise hat einen Ausgangspunkt, ein Ziel und ist von einer Absicht begleitet. Um aus der Absicht ein wahrnehmbares Resultat zu erhalten, bedienen wir uns der Selbstsuggestion. Oder wir gehen zu einer Person, die uns unsere Ziele suggeriert.

Du hast vorher wieder auf eine störungsfreie Zone geachtet, alles abgeschaltet, was akustisch in deine Ruhe einbrechen könnte und nimmst den Gedanken auf, dass es im Augenblick nichts anderes zu tun gibt, als da zu sein und es sich gut gehen zu lassen.

Auch die Fantasiereise beginnt immer mit einer leichten Entspannung. Je öfter du selbst eine Entspannung durchführst, umso leichter gerätst du in diesen Zustand.

Du kannst dir dann eine Landschaft vorstellen, in der du dich wohl fühlst. Entweder eine Landschaft, die du bereits kennst oder eine erdachte Gegend, die alles beinhaltet, was für dich zu einem Fleckchen Erde gehört, in dem dir alle Sinne aufgehen.

Das ist der nächste Stichpunkt. Wenn du es fertig bringst, deine Sinne auf eine angenehme Art berühren zu lassen, hast du schon viel für dein Wohlgefühl getan.

Du kannst die Reise im Sitzen oder im Liegen durchführen. Im Liegen besteht allerdings die Gefahr einzuschlafen.

In deiner Vorstellung gehst du durch deinen Körper und

lässt dort los, wo sich noch Spannungen befinden.

Dann stellst du dir ein Bild deiner Wunschlandschaft vor. Eine Landschaft, in der Ruhe vorherrscht, in der das Wetter für dich angenehm ist. Du stellst dir jetzt vor, dass du diese Landschaft betrittst. Du betrittst sie in leichter Kleidung und barfuß.

Vielleicht ist das erste, was du empfindest, der Boden, auf dem du entlang gehst. Ob es Sand- oder Grasboden ist, du fühlst, wie nachgiebig er ist und wie deine Sohlen auf ihm abrollen. Du nimmst die Wärme wahr, die die Sonne spendet, die dich deine Glieder dehnen und deine Poren öffnen lässt. Dann spürst du, wie ein leichter Wind über deinen Kopf und deinen Körper streicht, gerade so angenehm, dass Wärme und Wind dich erfrischen. Mag ein kleineres oder ein größeres Wasser in der Nähe sein, in das du die Füße hinein halten oder das Wasser mit den Händen schöpfen und dein Gesicht benetzen kannst.

Es ist Zeit auf die Geräusche zu achten. Am Meer ist es das gleichmäßige Rollen der Wellen, das Zischen der Gischt, das Krackelen der Möwen und der Wind, der mit dem Sand und den Wellen spielt. An einem See hörst du nur ein leichtes Klatschen, wenn die Wellen das Ufer berühren, die Geräusche des Windes, wenn er Blätter und Gräser rascheln lässt.

Du nimmst den Geruch nach Wasser, Tang und Sommerwind wahr. Dein Schritt wird ausgreifender und regelmäßiger. Du bist offen für all das, was dir die Sinne bescheren, spürst dich als ein Teil dieser Welt. Nichts trennt dich von ihr. Ein fast unaussprechliches

Gefühl von Dankbarkeit durchrieselt dich.

Und du weißt, du kannst jederzeit wieder in diesen Zustand hineingehen; denn er ist ein Teil von dir. -

In diesem Bewusstsein räkelst du dich, bewegst Hände, Füße, Arme, Beine und streckst dich. Du schlägst die Augen auf, bist wieder in deiner vertrauten Umgebung, erfüllt mit einer ganz neuen Kraft.

Selbstverständlich kannst du die Landschaft, in der du dich während deiner Fantasiereise bewegst, ganz anders aussehen lassen. Vielleicht magst du in die Berge gehen. In deiner Vorstellung bewegst du dich so leicht die steilen Wege hinauf, als würdest du kein Gewicht, keine Anstrengung verspüren.

Auch hier spürst du den Boden unter den Sohlen, die Wärme, den Wind, die Luft, die mit jedem Schritt klarer wird. Du machst an einem Bach halt, hältst die Hände in das erfrischende Wasser, riechst die Sommerwärme, hörst die Geräusche der Umgebung wie Vogelgezwitscher, das Summen der Insekten.

Vielleicht begegnest du einer Gestalt, deren Augen dir den Anblick von Weisheit vermitteln und die dir in wichtigen Fragen deines Lebens weiter hilft.

Du bist frei in deiner Wahl, kannst dir deine selbst komponierte Fantasiereise auf ein Band sprechen oder eine CD deiner Wahl bestellen.

Einige Yoga-Grundübungen

In diesem Kapitel stelle ich dir einige Übungen aus dem Yoga vor, die nur wenige Minuten dauern, kaum Kraft kosten, aber dem Körper zu einer größeren Flexibilität und einem höheren Energiefluss verhelfen.

Ich verzichte hier auf die Sanskrit-Namen, werde die deutschen Namen benutzen, da du vielleicht nicht unbedingt zu den Yogaschülern gehörst, die den Weg zum YogalehrerIn einschlagen.

Sehr viele dieser Übungen sind gleichzeitig stärkend für den Rücken. Wenn du bedenkst, dass das Zentrale Nervensystem durch den Rückenmarks-Kanal läuft, während aus beiden Seiten der Wirbelsäule die Nerven austreten, die die Peripherie des Körpers versorgen, kannst du dir vorstellen, dass Bewegungen des Rückens nahezu den ganzen Körper versorgen.

Lege dir eine Matte oder dünne Decke bereit und für alle Fälle zwei kleine Kissen.

Die klassische Yogaschule befürwortet eine bestimmte Reihenfolge der Yogaübungen. Sie ist detaillierter, als ich es hier beschreibe und ist in der so genannten **Asana-Reihe von Rishikesh** fest gehalten. Sie sind nach der indischen Stadt benannt, in der sie entwickelt wurden.

Der belgische Yogalehrer **Andre van Lisbeth** brachte diese Reihe dann nach Europa.

Ich werde jetzt nur einige Grundübungen vorstellen, die den Körper in verschiedene Richtungen dehnen:

Bevor du überhaupt mit den Übungen beginnst, bedenke, dass ein kein gut oder schlecht gibt. Niemand hat dich zu bewerten. Dein Körper zeigt dir, wie viel du dir zumuten kannst. Geh nie über die Schmerzgrenze hinaus; aber geh an deine persönliche Grenze. Das Wichtigste ist, spüre in deinen Körper hinein. Sei ganz in deiner Übung. Nimm die Dehnung der jeweiligen Übung wahr, und gib dich ganz dieser Übung hin.

Sei bei dir. Bewusstes Wahrnehmen hilft dir, im Yoga zu sein.

Du beginnst mit einer Stehhaltung, indem du die Füße auf flachen Sohlen im schulterbreiten Abstand mit leicht gebeugten Knien hinstellst. Dabei gehst du ganz aus dem Hohlkreuz heraus, indem du das Becken leicht nach vorne kippst.

Dieser Stand ist die **Ausgangsposition** aus dem Yoga und dem Qi-Gong.

In dieser Haltung spürst du in die Fußsohlen und nimmst den engen Kontakt zwischen Sohlen und Boden wahr. Die Atmung lässt du im eigenen Rhythmus fließen. Nach einem kleinen Moment spürst du die innere Ruhe.

Dann kannst du einen Fuß an das andere Bein legen, die Arme über den Kopf heben und in dieser Position versuchen, dein Gleichgewicht zu halten.

Nach einigen Atemzügen wechselst du das Standbein. Diese Übung nennt man im Yoga den **Baum**.

Dann legst du dich flach auf die Matte.

Du gehst vorsichtig (oder mit Schwung) in die **Kerze** und stützt dich dabei mit den Händen in der Taille ab.

Während du die Füße (nicht die Beine) abwechselnd anziehst und streckst (eine Venenübung), lässt du den Atem ruhig fließen.

Dann bewegst du deine gestreckten Beine langsam in Richtung Kopf in den so genannten **Pflug**. Du musst nicht mit den Füßen hinter dem Kopf aufkommen. Geh einfach so weit, wie es noch angenehm für dich ist. Während dein Atem fließt, spüre in deine Wirbelsäule, die in dieser Position gedehnt wird.

Bevor du dich langsam zurück gleiten lässt, lege beide Hände unter dein Gesäß. So entlastest du die Wirbelsäule.

Gönne dir im Liegen einige Atemzüge Ruhe, stell dann die Beine angewinkelt zur **halben Brücke** auf und hebe das Becken an, so dass dein Rücken ins Hohlkreuz geht. Dies ist jetzt eine dem Pflug entgegen gerichtete Position. Während dein Atem fließt, spüre in deine Wirbelsäule und mute ihr nicht mehr zu, als du ohne Schmerz ertragen kannst.

Auch das Beenden der Übung ist ein wichtiger Faktor, wenn du es achtsam tust. Du machst einen runden Rücken und rollst Wirbel für Wirbel ab, bis die Wirbelsäule vollständig am Boden liegt.

Danach gönne dir wieder einige Atemzüge lang eine Ruhelage und stell dir vor, dass die Nieren jetzt kräftiger durchblutet werden.

Lege dann auf jede Seite eins von den bereit gelegten Kissen. Damit bereitest du dich für das sog. **Krokodil** vor. In dieser Rückenlage ziehst du die Beine an und legst beide Knie sanft nach rechts auf eins der beiden

Kissen. Gleichzeitig bewegst du den Kopf zur linken Schulter. Versuche, entspannt zu liegen. Das Kissen hilft dir, dass du dich nicht anstrengen musst, deine Knie zu halten.

Dann bewegst du dich zur Mitte zurück und führst die Übung zur anderen Seite aus (Knie nach links, Kopf zur rechten Schulter).

Danach lässt du die Beine vorsichtig der Länge nach sinken und ruhst einen Augenblick aus. Selbst, wenn du das Gefühl hast, dich nicht ausruhen zu müssen, ist dieser Moment wichtig, in dem die Übung noch im Körper nachwirkt, während das Blut verstärkt durch deinen Körper fließt.

Richte deinen Oberkörper vorsichtig auf, die Beine liegen weiterhin ausgestreckt am Boden. Beuge deinen Oberkörper vor zur **Zange** bzw. zur **Kopf-zum-Knie-Übung**. Wieder ist es nicht wichtig, wie weit du bei dieser Übung in die Beugung kommst. Versuche, den Rücken so gerade wie möglich zu halten. Es kommt nicht darauf an, die Halswirbelsäule zu biegen, um mit deinem Kopf so weit wie möglich deinen Beinen entgegen zu kommen. Spüre in deine Wirbelsäule hinein, die in dieser Übung noch einmal gedehnt wird.

Und wieder nimmst du für einige Atemzüge die Ruhehaltung in Rückenlage ein.

Danach kannst du dich in den Schneidersitz begeben. Auch hierbei unterstützen die beiden Kissen angenehm deine Knie.

Führe jetzt die Klopfübung aus dem Teil 4 durch, indem du leicht auf dein Brustbein klopfst und dreimal folgenden Satz sagst oder denkst

"Ich bin mutig und stark, glücklich und gesund, vital und schön, liebenswert und liebesfähig."

Wenn du dann noch den Tag begrüßt mit all seinen kommenden Ereignissen und dankst, dass du und deine Lieben ihn in Gesundheit beginnen dürfen, stehst du mit einer ganz anderen inneren und äußeren Haltung auf.

Solltet du diese Übungen am Abend durchführen, dann begrüße den Abend und danke dem Tag, dass er gewesen ist.

Fühlübung aus dem Qi Gong

Nimm wiederum die Grundstellung aus dem vorige Kapitel ein.

Bevor du aus dem Stand in die weiteren Übungen gehst, spüre immer zuerst in deine Sohlen und lass deinen Atem fließen.

Die Arme hängen seitlich am Körper, die Handflächen zeigen nach vorn. Jetzt hebst du die Arme seitlich an, beschreibst mit ihnen einen Kreis, bis sie gestreckt über de Kopf zeigen. Du bewegst jetzt die Arme langsam nach unten, während die Handflächen allmählich nach vorn zeigen.

Wenn die Arme senkrecht nach unten hängen, kreuzt du die Arme, bewegst sie dann seitwärts und beschreibst einen neuen Kreis. Wiederhole diese Übung zweimal.

Du bist mit deiner Aufmerksamkeit in deinen Handflächen und spürst ihre Berührung mit der Luft.

Durch die Hände laufen sechs Meridiane. Die Konzentration auf sie bewirkt bereits eine leichte Aktivierung.

Sensibilitätsübungen

Diese Übungen steigern die Empfindsamkeit gegenüber verschiedenen Stoffen. Sie bringen uns dazu, ganz in unser Gefühl hinein zu gehen.

1. Sinnesübungen mit geschlossenen Augen

Lass dir einige Gegenstände bereitlegen, die du vorher nicht anschaust, z.B. Haar-Bürste, Schwamm, Samt, Seide, Wollstoff, Kieselstein, Nüsse, was auch immer sich dein PartnerIn ausdenkt.

Du berührst die verschiedenen Materialien, indem du langsam und bewusst über jeden Gegenstand streichst. Es sollte nicht vorrangig sein, herauszufinden, um welchen Gegenstand es sich handelt, sondern das Wahrnehmen des Gefühls bei der Berührung der verschiedenen Objekte.

Dann öffnest du die Augen und schaust dir an, was für dich ausgesucht wurde.

Nachdem du deine Augen wieder geschlossen hast, verändert dein Partner jetzt die Lage der einzelnen Gegenstände, du hältst deine Hände in einem Abstand über sie und versuchst, auf diese Weise heraus zu bekomme, um welchen Gegenstand es sich handelt.

So übst du deinen feinen Tastsinn. Der nächste Schritt ist es, diesen feinen Tastsinn am lebendigen Körper auszuprobieren. Du kennst sicher die Übung, deine

Handflächen zusammen zu legen und sie langsam voneinander zu entfernen. Obwohl sie sich nicht mehr berühren, spürst du noch eine Weile ihren Zusammenhalt, ihre Wärme, ihre Ausstrahlung.

Wenn du einen geduldigen PartnerIn oder FreundIn hast, kannst du vielleicht an seinem Körper diesen feinen Tastsinn ausprobieren, indem du in einem kleinen Abstand über ihn herüber scannst. Registriere Temperaturunterschiede oder was auch immer dir auffällt. Ziehe vorerst noch keine Schlüsse daraus, sondern nimm einfach wahr.

Immer noch mit geschlossenen Augen übst du die nächsten Sinne.

Du riechst an verschiedenen Dingen oder Objekten, z.B. Seife, Obstsorten, Vanille, Gewürze und ätherische Öle. Lass dir Zeit, dein Partner sollte sie leicht unter deiner Nase hin und her bewegen.

Erinnere dich, dass der Geruchssinn der einzige unserer Sinne ist, der mit den Jahren besser wird, vorausgesetzt, wir trainieren ihn mit natürlichen Aromen.

Danach kannst du dir einige Lebensmittel reichen lassen, um zu versuchen, ihren Geschmack heraus zu finden, Kartoffeln, Nudeln, verschiedne Obstsorten

Wenn du dir zusätzlich zu den geschlossenen Augen auch noch die Nase zuhältst, während du die diversen Lebensmittel kostest, bist du normalerweise kaum noch imstande, diese zu identifizieren. (Ein beliebtes Spiel, das nicht nur auf Kindergeburtstagen Interesse und Beifall erregt.)

Danach horchst du auf Geräusche.

Es gibt in deiner unmittelbaren Umgebung viel zu hören. Selbst die Stille hat ihre eigenen Töne.

2. Übungen für das Aurasehen

Die Augen helfen uns neben ihrer bekannten optischen Leistung, nicht nur hinter die Dinge zu schauen, sondern auch so etwas wie eine Aura an den Objekten, die wir uns aussuchen, wahr zu nehmen.

Die erste Augenübung wird von jedem guten Augenarzt oder Optiker vorgeschlagen:

Einen nahen Gegenstand fokussieren und kurz danach den Blick in die Ferne richten. Das übt nicht nur unsere Ziliarmuskeln (die Muskeln, die die Form unserer Augäpfel je nach Nähe oder Weite verändern können), sondern ist auch eine gute Übung für den nächsten Schritt, nämlich, die Aura von Bäumen wahr zu nehmen. Glücklich sind die Gartenbesitzer. Aber jeder Park oder Wald bietet dir genügend Gelegenheiten. Es sollte nur nicht gerade ein strahlend sonniges Wetter sein.

Richte es dir so ein, dass du einige Meter vor dir einen Baum hast. Nicht zu nahe, du solltest ohne Anstrengung auf seine Spitze schauen können. Setze dich auf eine Bank, hebe den Kopf etwas an und öffne die Augen weit mit dem Blick, den du hast, wenn du vor dich hinträumst. Du nimmst nicht wirklich etwas wahr, die Landschaft scheint zu verschwimmen.

Erinnere dich an den Baum, den du dir ausgesucht hast und versuche, ihn mit diesem träumerischen Blick anzuschauen. Wahrscheinlich gerätst du gleich ins Fokussieren, warte also einen Moment, bis du deine

Augen wieder auf die Weite eingestellt hast. Wenn in dein Blickfeld das Ende der Baumkrone rückt und du es fertig bringst, den träumerischen Blick beizubehalten, kannst du vielleicht über dem Laub einen schmalen Lichtschein entdecken.

Damit wäre der erste Schritt geschafft, eine Aura über einem lebenden Wesen zu entdecken.

Lass etliche Bäume in deinen Aurablick geraten, bevor du dich an Tiere oder Menschen wagst. Irgendwann wirst du mitbekommen, dass auch Steine und Gebäude eine Aura haben.

Ist dir übrigens aufgefallen, dass es von unseren fünf Sinnen zwei gibt, die für ihre Ausübung die Berührung mit der Substanz brauchen, nämlich der Geschmacks- und der Tastsinn, während der visuelle, der akustische und der olfaktorische (Geruchssinn) den direkten Kontakt nicht benötigen?

Atemübungen

Bis jetzt habe ich dich immer wieder daran erinnert, den Atem nicht zu vernachlässigen. Wenn keine zielgerichtete Atmung vonnöten ist, solltest du zumindest in Ruhephasen den Atem in seinem eigenen Rhythmus fließen zu lassen.

Es gibt natürlich auch Atemübungen, die einen bestimmten Zweck verfolgen.

Ich möchte dich mit zwei dieser speziellen Atmungen vertraut machen.

1. Wechselseitige Nasenatmung:

Indem wir abwechselnd in einem bestimmten Rhythmus durch beide Nasenkanäle atmen, hilft sie gegen Stress und bewirkt wahre Wunder bei beginnenden Erkältungen.

Setz dich mit geradem Rücken hin und beginne mit Daumen, Mittelfinger und Ringfinger der rechten Hand.

Halte mit dem rechten Daumen das rechte Nasenloch zu und atme zügig durch das linke ein. Den Zeigefinger kannst du an die Nasenwurzel legen. Behalte den Daumen an dem rechten Nasenloch und schließe mit den anderen beiden Fingern das linke, so dass du die Luft anhältst. Du lässt den Daumen los, so dass du nur das linke Nasenloch zuhältst und atmest durch das rechte Nasenloch aus. Du lässt diese Handstellung so, so dass du durch das rechte Nasenloch einatmest, dann beide Nasenlöcher schließt, also die Luft anhältst. Nimm die Finger vom linken Nasenloch weg und atme durch dieses aus. Diese Handstellung lässt du, so, während du durch das linke Nasenloch einatmest, danach beide Nasenlöcher schließt, um die Luft anzuhalten, dann wiederum den Daumen wegnimmst, durch das rechte Nasenloch ausatmest und wiederum durch dieses rechte Nasenloch einatmest.

Nach der Einatmung folgt also jeweils das Luftanhalten Wenn du das dritte Mal durch das rechte Nasenloch ausgeatmet hast, kannst du diese Übung beenden.

Bei einer beginnenden Erkältung solltest du diese Übung dreimal am Tag machen. Ansonsten kannst du dich mit dieser Atmung an einem Stress-Tag wieder in die Balance bringen oder Yoga-Übungen einleiten beziehungsweise beenden.

2. Poweratmung

Diese Atemübung lernte ich bei meinem wunderbaren indischen Yogalehrer **Selvarajan Yesudian**.

Er praktizierte sie mit vielen Schülern und erzielte dabei folgende Wirkungen:

Vertreibung von Müdigkeit und Entschlusslosigkeit und Verringerung des Körpergewichtes.

Später las ich genau diese Atemübung bei Anthony Robbins. Offenbar haben sich diese Erfolge herumgesprochen.

Die Übung läuft folgendermaßen ab:
Du setzt dich wieder mit geradem Rücken hin und atmest in einem gewissen Atemrhythmus, nämlich wie in der wechselseitigen Nasenatmung:

Einatmen - Luft anhalten - Ausatmen.

Doppelt solange ausatmen wie einatmen und vierfach so lange die Luft anhalten.

Beispiel:
Ein (zwei Schläge lang) - Anhalten (acht Schläge lang) - Ausatmen (vier Schläge lang).

Drei - zwölf - sechs oder vier - sechzehn - acht etc.

Im Sitzen können die „Schläge" dem Herz- oder Pulsschlag, im Gehen den Schritten angepasst werden, oder du zählst einfach in dem Tempo, das dir angenehm ist.

Meridian-Übungen

Du weißt jetzt bereits einiges über Meridiane (siehe **Teil 1**), zumindest über die beiden Hauptmeridiane. Du kennst ihre Fließrichtung und kannst damit schon etwas anfangen.

Da die Meridiane energetischen Ursprungs sind, gilt auch für sie der Satz:

In einem Energiekreislauf geht keine Energie verloren. Das bedeutet, wenn in einem Meridian zu wenig Energie fließt, dürfte ein anderer Meridian übervoll sein und umgekehrt.

Die Arbeit eines Meridian-Therapeuten, der in der Regel ein **TCM-Mediziner** ist, besteht also hauptsächlich darin, die energiearmen Meridiane aus den energiereichen aufzufüllen und damit den Energiefluss harmonisch zu verteilen.

Es gibt mehrere Möglichkeiten:
Akupunktur, Akupunkt-Massage, Ernährung und Körperübungen.

Da dieses Buch für Laien geschrieben ist, gibt es hier eine Anleitung dafür, ohne weitere Hilfsmittel lediglich größere Unterschiede auszugleichen.

Beuge dich einmal vor und merke dir, wie weit deine Hände ohne große Anstrengung in Richtung Füße kommen. Es geht hier um keinen Wettkampf, und es gibt keine Zuschauer. Du kannst also ganz unangestrengt sein.

Richte dich wieder auf und streiche fest über die

Vorderseite deines Körpers, angefangen bei der Symphyse (dem kleinen Knochen knapp unterhalb der Stelle, wo deine Harnblase sitzt) bis hoch zur Unterlippe.

Dafür musst du dich nicht ausziehen; aber vermeide Gürtelschnalle, Knöpfe und Halsschmuck, so dass du glatt über deine Körpervorderseite streichen kannst. Das wiederhole zweimal, und führe eine weitere Rumpfbeuge aus. Wenn du jetzt das Gefühl hast, du kannst dich ohne Anstrengung weiter vorbeugen, dann kannst du daraus schließen, dass dein Konzeptionsgefäß, also dein **Yin-Hauptgefäß**, vorher etwas energiearm war und du jetzt die Energie dieses Meridians aufgefüllt hast. Diese Energie hast du dem Energievorrat des Gouverneurgefäßes, also deines **Yang-Hauptgefäßes**, entnommen, indem du in der natürlichen Flussrichtung über das Konzeptionsgefäß gestrichen hast. Wie erwähnt, geht keine Energie verloren. Es handelt sich lediglich um eine Umverteilung der Energie.

Bei den meisten Menschen in unseren Breiten sind die Yin-Meridiane energieärmer als die Yang-Meridiane. Sollte es umgekehrt sein (das merkst du daran, dass du trotz des Heraufstreichens deiner Körpervorderseite bei der nächsten Rumpfbeuge weniger tief kommst), solltest du entweder eine andere Person über das Gouverneursgefäß streichen lassen, das bedeutet ab Ende der Porille den Rücken hinauf über den Kopf bis zur Oberlippe, oder aber du streichst das Konzeptionsgefäß umgekehrt herunter, also von der Unterlippe bis zur Symphyse. In Gegenrichtung des Energiestromes wird zwar nicht so gern gearbeitet, manchmal haben wir aber keine andere Wahl.

Inzwischen weißt du, dass alle weiteren Yang-Meridiane von oben nach unten laufen (sog. Himmelsmeridiane) und alle Yin-Meridiane von unten nach oben (sog. Erdmeridiane)

Du hast auch in dem theoretischen Kapitel gelesen, dass die Meridiane nicht nur direkt am Körper (am Stamm, am Body) verlaufen, sondern auch an den Armen und Beinen. Allerdings gilt diese Oben-Unten-Regel nur, wenn wir die Arme nach oben strecken. Es ist wichtig, sich das vor Augen zu halten. Du musst dir natürlich nicht den Verlauf der einzelnen Meridiane merken. Unter anderem dafür machen die TCM-Therapeuten eine monate- bis jahrelange Ausbildung. Aber für einige Eigenbehandlungen ist es wichtig, sich noch einmal in Erinnerung zu rufen, dass die Yang-Meridiane am Rücken, den Seiten des Körpers und den Rück- und Außenseiten der Extremitäten verlaufen, während sich die Yin-Meridiane am Bauch und an der Innen- und Vorderseite der Extremitäten befinden. Die beiden Ausnahmen sind ein Teil des Gouverneur-Gefäßes (wie oben erwähnt) und der Magen-Meridian, der an der Vorderseite des Körpers zu finden ist, den wir als Laien aber vernachlässigen dürfen.

Es gibt eine Übung, die keine Schwierigkeiten macht, dennoch effektiv ist und nur eine kurze Zeit in Anspruch nimmt. (ca zwei Minuten). Am besten führst du sie kurz nach dem Aufstehen durch:

Du beugst dich vor und klopfst mit beiden Händen an

den Außenseiten der Beine herunter und an deren Innenseiten wieder hoch. Das wiederholst du noch dreimal.

Danach klopfst du mit der rechten Hand an der Außenseite des linken Armes von der Hand bis zur Schulter hoch, dann an der Innenseite des Armes bis zur Hand wieder herunter. Ebenfalls im Ganzen viermal.

Das wiederholst du am rechten Arm.

Eine weitere Möglichkeit ist, vor dem Duschen mit Luffahandschuhen (angeraute Handschuhe aus grobem Material) in der Meridianverlaufsrichtung die Beine und die Arme zu massieren. Es fördert die Durchblutung, macht also frischer und bewirkt, dass sich die Haut angenehmer anfühlt.

Natürlich kannst du auch im Verlauf der Meridiane nach der warmen Dusche das kalte Abduschen praktizieren.

Du lässt also den Wasserstrahl zuerst einige Male an der Außenseite des rechten (herzfernen) Beines herunter laufen und an der Innenseite wieder hoch.

Dasselbe machst du mit dem linken Bein. Es folgt der rechte Arm. Hier lässt du den Wasserstrahl an der Außenseite vom Handgelenk bis zur Schulter laufen und an der Innenseite von der Achsel bis zum Handgelenk. Dasselbe führst du am linken Arm durch.

Dann führst du den Wasserstrahl am Bauch hoch und am Rücken wieder herunter. Auch das Abtrocknen deines Körpers kannst du so einrichten, dass du weitgehend dem Verlauf der Meridiane folgst.

Wenn du nach dem Duschen deinen Körper, besonders die Arme und Beine, eincremst, kannst du ebenfalls den Verlauf der Meridiane berücksichtigen.

Du streichst mit der Creme an der Rückseite deiner Beine herunter und an der Vorderseite wieder hoch. Das kannst du an beiden Beinen gleichzeitig machen Dann streichst du an der Außenseite der Beine herunter und an der Innenseite hoch. Die Arme cremst du so ein, dass du vorn und an der Außenseite vom Handgelenk zur Schulter streichst, an der Innenseite von der Achsel bis zum Handgelenk. Wenn deine Arme einen normalen Umfang haben, schaffst du es mit zwei Strichen.

Die Erklärungen können verwirrend sein. Stell dir einfach vor, wie du mit hoch gestreckten Armen da stehst und Außen- und Innenseiten berücksichtigst. Du musst das natürlich nicht machen, aber du wirst sehen, dass es dir gut tut. Du wirst dich allein durch diese „Behandlung" frischer fühlen, und irgendwann geht es dir in Fleisch und Blut über.

Bist du es nicht gewohnt, nach der Morgenwäsche kalt zu duschen, tut es auch eine lauwarme Nachdusche. Ansonsten warte auf den heißen Sommer, um mit den kalten Wassergüssen zu beginnen. Hier streiten sich wieder die (medizinischen) Gemüter. Einige lehnen die Kaltdusche als Schock bringend ab, andere befürworten sie als Schönheitsmittel und um sich abzuhärten. Gehe auch hier wie in so vielen Fällen nach deinem Gefühl.

Bei Schmerzen in den Extremitäten kannst du ebenfalls versuchen, durch leichtes Massieren im Verlauf der

Meridiane den Schmerz zu lindern. Nur bei Thrombosegefahr solltest du vorsichtig sein.

Ebenfalls erreichst du den Körper selbst durch das Streichen über die Arme. Ich hatte einmal eine heftige Intercostal-Neuralgie (Zwischenrippen-Nerven -Schmerzen) linksseitig am Körper, befand mich grad auf Reisen und hatte schweres Reisegepäck dabei. In meiner Not startete ich den Versuch, meinen linken Arm zu massieren, die Außenseite vom Handgelenk bis zur Schulter, die Innenseite zurück bis zum Handgelenk. Zu meiner großen Freude hatte ich nach einigen Strichen Erfolg, und der Schmerz verflüchtigte sich. Du siehst also, über die Meridiane der Extremitäten kann man ebenfalls eine Harmonisierung des Körpers erreichen.

Fingerarbeit an Akupressurpunkten

Es ist immer wieder ganz erstaunlich, wie wir uns mit wenigen Akupressuren und „Klopfen" auf einzelne Akupunkturpunkte ein Wohlgefühl beschaffen können.

Wir begleiten das Klopfen mit Affirmationen oder mit Auflösungssätzen von blockierenden Glaubenssätzen.

Beispiele für die Sätze folgen nach den Beschreibungen der Klopfarten.

Klopfen

1. Thymusklopfen

In der Liebesübung (**siehe Teil 4**) hatte ich diese Art des Klopfens schon erwähnt. Bleibt mir noch zu sagen, dass die Klopferei nicht wegen des Brustbeines an der Stelle vorgenommen wird, sondern, weil dort der Thymus sitzt, eine Drüse, die sich unter Stress zurückbildet. Stress empfindet sie schon das Leben selbst mit seinen Höhen und Tiefen. Man hat früher geglaubt, dass sich die Thymusdrüse automatisch während der Pubertät zurückbildet, weiß jedoch inzwischen, dass dieser Zusammenhang nur sekundär ist. Durch Klopfen kann man die Thymusdrüse stärken, was positiv für die Gesundheit ist; denn nicht umsonst gilt der Thymus als Sitz der Lebenskraft.

Diese Lebenskraft kann man im Übrigen auch mit Sinnesgenüssen stärken, als da wären Lyrik, gute Musik und überhaupt Kunst in jeder Form

Wem dieses unglaubwürdig erscheint, kann sich mit einem Kinesiologischen Test den Beweis holen oder es einfach probieren und dadurch seine Erfahrung machen.

Wie schon oben erwähnt, klopfst du also mit beiden Fingerspitzen leicht auf die Mitte deines Brustbeines und sagst dreimal den wiederholt erwähnten Beispielsatz:

„Ich bin mutig und stark, glücklich und gesund, vital und schön, liebenswert und liebesfähig."

Auch ohne einen begleitenden Satz kannst du das Thymusklopfen durchführen, wenn du z.B. das Gefühl hast, unter Stress zu stehen. Dazu die Zunge ruhig halten und über die Vorderzähne an den Gaumen legen. Es ist der sog. **zentrierende Knopf**.

2. Schädelklopfen

Das nächste Klopfen hilft, dir einen Glaubenssatz abzugewöhnen, der dich in deinem Leben behindert.

Glaubenssätze sind fest verankerte Vorstellungen, unter deren Aspekt wir das tägliche Leben wahrnehmen. Weder haben sie einen wirklichen Wert, noch bringen sie uns weiter. Im Gegenteil, sie behindern unsere eigene Sicht und blockieren unser spontanes, kreatives und eigenständiges Handeln. Meistens sind sie in unserer früheren oder späteren Kindheit entstanden durch Aussagen von Autoritätspersonen wie Eltern, Lehrer oder Personen, denen wir ganz einfach nacheifern wollten.

Um diese Glaubenssätze aufzulösen, brauchst du den Schädelmittelpunkt, den du auf folgende Weise bestimmen kannst:

Du nimmst die Längsmitte deines Kopfes, indem du von der Nase aufwärts fährst, gleitest dann von beiden Ohrspitzen hoch, der Kreuzpunkt beider Linien ist der Mittelpunkt deines Schädels.

Jetzt klopfst du mit Zeige- und Ringfinger vor und hinter dem Schädelmittelpunkt, während du die Auflösung des Glaubenssatzes sagst, also den Satz positiv umkehrst.

Beispiele hierzu folgen nach **Pkt. 3**

3. Dünndarm - Meridianklopfen

Eine ebenfalls wirkungsvolle Auflösung von blockierenden Ansichten ist das Klopfen auf den weichen Hügel, der sich an der Kleinfingerseite bildet, wenn wir eine Faust machen. Dort befindet sich ein wichtiger Dünndarm-Meridian-Punkt. Ich bevorzuge hier als klopfenden Finger den Mittelfinger, während ich die Auflösung des Glaubenssatzes sage.

Beispiele von aufgelösten Glaubenssätzen:
- Ich bin geboren, um mich weiter zu entwickeln.
- Ich habe ein Recht auf Freude.
- Das Leben hält Geschenke für mich bereit.
- Ich bin liebenswert.
- Meine physischen und psychischen Kräfte streben immer erfolgreich nach Gesundheit.

Akupressur

Bei einer Akupressur bearbeiten wir Akupunkturpunkte mit leichtem Druck.

Wenn nichts anderes angegeben ist, nehmen wir den Mittelfinger, üben einen leichten Druck auf den jeweiligen Akupunkturpunkt aus und kreisen dabei auf der Stelle. Ich habe festgestellt, dass ein langsames Zählen bis 7 (also ca sechs, sieben Sekunden) optimal ist, ebenfalls günstig sind zwei Wiederholungen.

Beispiele zur Akupressur:

1. Migräne und andere Kopfschmerzen

- Zwischen den Augenbraue an der Nasenwurzel
- Knapp über der Mitte beider Augenbrauen

- Direkt unter beiden Jochbögen senkrecht unter den Pupillen, wenn man geradeaus schaut.

2. Beginnende und manifeste Erkältung

- Die medialen Enden der Augenbrauen
- Nasenbein in Höhe beider Augeninnenwinkel
- Punkt an der Nasenflügelfalte beidseitig.

3. Schockpunkt

- Mitte zwischen Nase und Oberlippe mit dem Nagel des Zeige- oder Mittelfingers

4. Atmung

- Meisterpunkt der Lunge (wirkungsvoll bei Asthma) am radialen Daumenpfalz (also an der Daumenseite) mit dem Nagel des anderen Daumens

5. Zum „Gut- Drauf-Sein"

- Leicht vom Nabel zum unteren Ende des Brunstbeines hoch massieren.

EFT = Emotion freedom technique

von Cary Craig

auch unter dem Begriff **MET** = Meridian-Energie-Techniken bekannt.

Es kann gut sein, dass du von dieser Technik schon gehört hast. Es gibt inzwischen auch einige Bücher darüber.

Sie hat ebenfalls mit den Akupunkturpunkten zu tun und wird dann ausgeführt, wenn wir an irgendeiner geistig-seelischen Blockade hängen bleiben, weil wir uns nicht zutrauen, sie zu überwinden.

Während wir Sätze aussprechen, die das Hindernis und seine Überwindung betreffen, berühren wir verschiedene Akupunkturpunkte, die eine emotionale Wirkung haben. An dieser Stelle kann ich dir beidseitig Niere 26 empfehlen. Diese beiden Punkte liegen in den Winkeln zwischen Schlüsselbein und Brustbein. Wenn wir mit einer Hand (Daumen und Mittelfinger) diese Punkte massieren, helfen wir, unsere Ängste zu mildern.

Leider ist es mir nicht erlaubt, mehr über diese Technik zu schreiben, da ich dafür kein Copyright habe.

Du findest es jedoch im Internet unter dem Namen Cary Craig

Edukinesiologie

Konzentration und Harmonisierung der Hirnhälften:

Die Fingerspitzen beider Hände zusammen legen. Lass dir einige Minuten Zeit und versuche lediglich, deinen Atem wahrzunehmen.

Die Hände wieder lösen und mit einer Hand eine liegende Acht in Augenhöhe in die Luft zeichnen und mit den Augen verfolgen, ohne den Kopf zu bewegen. Zwei Wiederholungen.

Wechselseitige Bewegungen von Armen und Beinen. (Marschieren, so dass der linke Arme und das rechte Bein sich gleichzeitig nach vorn bewegen und umgekehrt)

Suggestionsübungen

Suggestionsübungen helfen uns ebenfalls, tief sitzende Zweifel aufzulösen. Wir benötigen eine besondere Fingerstellung, ein sog. Mudra, um die Suggestion oder Affirmation zu unterstreichen. Damit umgehen wir den Verstand, denn ein Mudra in Kombination mit einem bestimmten, nicht alltäglichen, Wort wirkt direkt auf unser Unterbewusstsein. Deshalb wird es normalerweise in Hypnose-Seminaren unterrichtet.

Bevor wir beginnen, müssen wir uns ein Codewort überlegen, das wir in diese Übung einflechten. Ich nehme als Beispiel ein Fantasiewort, und zwar Aganine. Es kann aber auch irgendein anderes Wort sein, sollte allerdings eins sein, das wir im normalen Sprachgebrauch nicht benutzen. Wenn ich gleich den

Satz aufschreibe, der mit dem soeben beschriebenen Mudra ausgesprochen wird, biete ich eine Auswahl von Möglichkeiten an, von denen du dir eine aussuchen kannst. Es bleibt deiner Fantasie überlassen, dir jederzeit einen neuen Satz oder ein neues Codewort zu suchen.

Der Australier **Andrew Verity**, einer der Päpste der Hypnosetherapie, zeigte uns diese Übung, die eine Kombination aus einem Mudra, einem Codewort und einem Satz bildet:

Beidseitig Mittelfinger- und Ringfingernägel in die Daumenbeere drücken und sprechen: „Relax, relax, relax, lax, Aganine. Wenn ich gleich bis drei zähle, dann......

– gehe ich vertrauensvoll in die Prüfung hinein
– wird mein Herzschlag harmonisch
– behalte ich den wichtigsten Traum von heute Nacht

Eins, zwei, drei", dann löst du die Finger. Vergiss nicht das Zählen kurz vor dem Lösen der Finger; dein Unterbewusstsein wartet darauf. Und natürlich suchst du dir jeweils einen Satz zur Auflösung. Die Beispiele, die ich hier gebracht habe, ermöglichen unserem Unterbewusstsein, eine Veränderung in uns herbei zu führen.

Teil 5

Alternative Heilmittel

Der Hauptteil dieses Büchleins beschäftigt sich mit den Tätigkeiten, die wir ohne Hilfsmittel verrichten können, da die mentale Kraft stark therapeutisch wirkt. Es ist für mich der wesentliche Teil. Aber natürlich gibt es eine Menge sanfter Mittel, die den Heilungsprozess unterstützen können.

Hinzu kommt, dass es für viele Menschen beruhigend ist, eine Medizin einzunehmen, um den Beginn einer Behandlung festzulegen.

Ich spreche von einer Grundausstattung einiger alternativer Mittel wie die der Homöopathie, der Blütenessenzen, der Schüßler-Salze und der Phytotherapie (Kräuterkunde).

Mag sein, dass du so eine Art Apotheke hast, dann brauchst du die meisten dieser Mittel wahrscheinlich nicht.

Ich habe ein Sortiment vorbereitet, mit dem man keinen Schaden anrichten kann. Ich hoffe nicht, dass mir jetzt die klassischen Homöopathen auf's Dach steigen und möchte an dieser Stelle noch mal betonen, dass jede körperliche Irritation, die zur Krankheit ausartet, von einem Arzt, einem Heilpraktiker, oder einem Homöopathen behandelt werden sollte.

Selbst wenn wir lernen, mit der Krankheit zu sprechen, sollte unser Weg uns doch zu einem Fachmann/-frau führen, solange wir auch nur den Hauch einer

Unsicherheit verspüren oder die Krankheit eine Operation oder ein entsprechendes Medikament benötigt.

Je mehr du lernst, für deine Gesundheit Verantwortung zu übernehmen, indem du deine Körpersignale verstehst, umso eher kannst du entscheiden, in welchem Fall du dich einem professionellen Helfer anvertrauen solltest.

Das, was ich an dieser Stelle für Laien zugänglich mache, sind Mittel für Befindlichkeiten, die nicht gleich den Besuch einer medizinischen Fachkraft erfordern oder für die Fälle, in denen uns signalisiert wird, dass kein (deutlicher) Befund vorhanden ist.

Was unbedingt den Besuch eines medizinischen Fachmenschen oder Instituts erfordert, ist Folgendes:

Sichtbare und schmerzhafte Infektionen, starke Blutdruckschwankungen, extreme Kopf- oder Leibschmerzen, Blutungen, Vereiterungen, Verfärbungen von Stuhl und/oder Urin, organische Beschwerden, die dich deinen Alltag nicht mehr bewältigen lassen, Frakturen oder ähnlich schwerwiegende körperliche oder auch psychische Zustände.

Mit anderen Worten: Alles, was dich hindert, deinen Tag zu bewältigen, alle extremen Schmerzen, die andauern und alles, was von der normalen Form und Farbe abweicht, sollte zur näheren Untersuchung in die Hände von medizinischen Fachkräften.

Ebenso sollte die Behandlung von Fachleuten fortgesetzt werden, wenn die Mittel aus diesem Buch nicht anschlagen, weil vielleicht die Symptome doch zu stark oder zu weit fortgeschritten sind oder die Psyche Widerstände gegen diese Art Behandlung aufbaut.

Dieses Buch wurde geschrieben, um zu zeigen, dass wir Alltagsbeschwerden, Unpässlichkeiten und Symptome, die durch das Raster medizinischer Diagnostik fallen, weil sie nicht als solche wahrgenommen werden, mit geringem Aufwand selbst lindern können. Es soll uns helfen, die Verantwortung für die eigene Person zu übernehmen. An dieser Stelle möchte ich noch einmal auf den Abschnitt in **Teil 2 über die mentalen und emotionalen Verhaltensarten verweisen**. Es ist unglaublich, wie viele „Missempfindungen" durch blockierte Gefühle und /oder falsche Glaubensmuster entstehen, mit denen ich an dieser Stelle nicht religiöse oder kirchliche meine. Das wäre ein ganz anderes, sicher nicht zu unterschätzendes Thema. Ich meine all die Sätze, die sich seit unserer frühen Kindheit wie eine Kruste in uns festgesetzt haben sowie falsch verstandene Moralauffassungen, rigide Gerechtigkeits-vorstellungen und sorgsam versteckte seelische Verletzungen.

Wenn du die Hilfsmittel aus dem **Teil 4** in Anspruch nimmst, ist das eine sehr gute Unterstützung. Je mehr du dich sensibilisierst, umso eher wächst dein Verständnis dafür, ob du wirklich ärztliche Hilfe benötigst.

Damit komme ich jetzt zu dem, was ich als Grundausstattung bezeichne.

Ich bevorzuge bei den homöopathischen Mitteln die C30-Potenzen, da sie in der Regel keine Erstverschlimmerungen nach sich ziehen. Für viele Menschen ist es allerdings irritierend, zwei oder drei Globuli (Kügelchen) höchstens drei bis fünf Tage lang zu nehmen. Für diese Menschen ist eine sog. Tiefpotenz von z.B. D 12 besser, da man von dieser Potenz etliche Tage täglich einige Male mehrere Kügelchen oder Tropfen zu sich nimmt. Häufig nimmt man drei bis vier mal täglich etwa vier bis sechs Globuli oder Tropfen für ca zehn Tage.

Homöopathische Mittel

- **Arnica**:
  Bei jeder Verletzung, bei jedem Schlag, Schnitt und Sturz, auch vor und nach einer OP.
- **Nux vomica**:
  Wenn der Verdauungstrakt uns zu schaffen macht. Sehr gut auch bei einem Alkohol-Kater
- **Rus toxidendron** und **Ruta**:
  Bei Wirbelsäulen-, Gelenk-, Sehnen- und Knochenschmerzen aller Art.
- **Cantharis**:
  Bei Harnwegsinfektionen.
- **Apis**:
  Bei Bienen- und Wespenstichen.
- **Ledum**:
  Bei Insektenstichen allgemein.

Vorsicht bei starken Wespen- oder Bienen-Allergien! Diese gehören in die Hand eines Arztes, der dann ein so genanntes Nothilfe-Besteck (wie überhaupt bei jeder Art von schwerer Allergie) zusammenstellt!

Im Übrigen bleibt es natürlich dir überlassen, ob du zu

einigen, auch von Apothekern empfohlenen Komplexmitteln greifst. Das sind homöopathische Mittel, die aus verschiedenen Einzelmitteln bestehen und so eine Art Schrotflintenerfolg verzeichnen. Ein Treffer ist sehr oft dabei.

Schüssler-Salze

- **Nr. 3 Ferrum phosphoricum**:
  Bei ersten Anzeichen von Schnupfen.
- **Nr. 4 Kalium chloratum**:
  Bei bereits manifestierter Erkältung.
- **Nr. 7 Magnesium phosphoricum**:
  Bei Schlaflosigkeit.
- **Nr. 11 Silicea**
  Bei brüchigen Nägeln und Haaren und trockener Haut

Essenzen aus Blüten und anderen Teilen der Natur

Diese Essenzen sind auf besondere Weise dazu angetan, unbewusste Blockaden im körperlich-seelisch-geistigen Bereich abzumildern, aber auch akute Beschwerden zu lindern.

Aus der Fülle der Angebote habe ich mich für einige spezielle entschieden.

Bachblüten, die in der Regel von Laien lediglich auf die so genannten Nothilfetropfen reduziert werden.

Kalifornische Blütenessenzen, nicht nur in Kalifornien, sondern auch in unseren Breiten zu Hause. Man kann sie als eine Art Erweiterung der Bachblüten betrachten.

Hawaiianische Essenzen, von Beatrice Mark direkt an Ort und Stelle der Insel **Maui** hergestellt. Sie können neben anderen Essenzen im **DEVA** in Efkebüll/ Langenhorn bestellt werden.

Teesorten

- **Brennesseltee**:
  Für schwache Blasen und bei Harnwegsinfektionen.
- **Wermuthtee**:
  Bei Magen-Darmbeschwerden-Beschwerden und Übelkeit.
- **Salbeitee**:
  Bei übermäßigem Transpirieren.

Es ist nie verkehrt, sich eine Art Apotheke zuzulegen, sowohl für den Alltag, als auch für den Urlaub.

Steine

Wenn Du einen Hang zu Natursteinen (häufig als Halbedelsteine bezeichnet) hast, dann kannst du eine Chakrasitzung oder -meditation mit verschiedenen Steinen durchführen (**Teil 3** enthält Beispiele für die verschiedenen Steine)

Du legst dich auf den Boden und legst die Steine auf deinen Körper. Den oberen Stein für dein Scheitelchakra legst du logischerweise auf den Boden an den Kopf.

Ich verwende nicht den Namen Halbedelstein, weil ich finde, er setzt den natürlichen Wert der Steine, die sich in Form, Farbe und ihrer ureigensten Energie ausdrücken, herunter. Deshalb die Bezeichnung

Natursteine.

Auf Reisen bietet sich -wie im **Teil 4** über die Reinigung bereits erwähnt- ein Bergkristall an. Ein Bergkristall vereinigt in sich Farben und Energien der anderen Steine.

Er kann nacheinander auf alle Chakren gelegt werden.

Tools (Werkzeuge, Hilfsmittel)

1. Faszienrolle

Die Faszienrolle besteht aus sehr hartem Plastik. Bei Rückenbeschwerden kann man sich diese unter den Rücken legen und (mit aufgestellten Beinen) den Rücken über diese Rolle bewegen, so dass die ganze Wirbelsäule bearbeitet wird. Da sie sehr hart ist und die meisten Menschen wegen ihrer Rückenschmerzen äußerst empfindlich sind, ist es angebracht, in der Rückenlage, die Ellenbogen aufzustützen, um den Druck auf die Wirbel zu verringern. Wenn du ausprobieren willst, ob die Rolle für dich passt, wäre es ratsam, eine Hilfsperson, am besten einen Physiotherapeuten zur Seite zu haben. Sonst können dir diese Rollen eher Schaden zufügen.

2. Trampolin

Damit meine ich nicht die riesigen Trampolins für Kinder, sondern ein kleines mit dem Durchmesser von einem Meter, auf dem erwachsene Menschen sich so bewegen, dass ihr Blutkreislauf und die Lymphe aktiviert werden. Dieses Trampolin ist weder für einen Hochsprung noch für eine andere leichtathletische Übung gedacht, sondern für rhythmisches Wippen des

Körpers, bei dem die Füße fest auf der Unterlage bleiben.

Alternativ können wir die Bewegungen, die diese Trampolinschwingungen nachahmen, auf einem festen Boden durchführen. Schon das hilft, wenn es auch nicht so wirksam ist, weil der Boden kaum mitschwingt.

Da wir grad bei dem Thema Bewegung sind: Bitte nicht vergessen, dass tägliches Spazierengehen von mindestens zwanzig Minuten sehr viel mehr bringt als ein- oder zweimal die Woche eine Stunde. Wir müssen nicht joggen, ein Spaziergang ist oft viel gesünder, da er unsere Puffer (die Zwischenwirbelscheiben und Menisci an den Knien) schont. Mit Spazierengehen mein ich nicht Schlendern, sondern kräftiges Ausschreiten. Von Gesundheitsexperten wird geraten, täglich die berühmten 10 000 Schritte zu tun. Das sind umgerechnet (je nach Schrittgröße) zwischen vier und fünf Kilometer. Es gibt neben diversen Schrittzählern inzwischen auch Apps, die die Schrittmenge kontrollieren. 6000 Schritte (für ältere Menschen 4 bis 5000), wenn es täglich geschieht, sind schon erfolgreich. Dies kann das gesunde Leben um Jahre verlängern. (Eins der wichtigen **L´s** aus **Teil 2**, Umwelteinflüsse),

Wellness für eine zweite Person

Rückenmassage

Massage setzt eine gewisse Intimität voraus und kann nicht einfach von und bei beliebigen Personen ausgeführt werden. Der oder die zu Massierende liefert sich aus, bietet sich dar in einer Nacktheit, auch wenn er/sie nicht vollständig ausgezogen ist. Und die massierende Person sollte wirkliche Sensibilität an den Tag legen.

Es geht hier nicht um professionelle Massagen. Diese kann man einem Laien nicht durch eine schriftliche Anleitung übermitteln. Dafür gibt es unterschiedliche Kursangebote, die von Fachkräften und der begleitenden Literatur unterstützt werden. Es geht hier nur um einige Griffe, die mit einem gewissen Einfühlungsvermögen von jedem ausgeführt werden können und nahezu jedem gut tun.

Natürlich ist eine Massageliege ideal, vorwiegend für den Rücken des Massierenden. Ein Tisch in passender Höhe tut es allerdings auch. Wenn es die Knie und der Rücken des Massierenden aushalten, kann man auch am Boden massieren. Ich würde es aber dem Laien, der die meiste Zeit vielleicht eine sitzende Tätigkeit ausübt, nicht empfehlen. Der Massierende sitzt dann im Schneidersitz oder mit ausgestreckten Beinen an der Seite des Partners, während dieser auf einer warmen, festen Unterlage liegt.

Normalerweise wird der Rücken zuerst oder

ausschließlich massiert.

Du sitzt an der Seite deines Partners so, wie es für dich am bequemsten ist.

Er ist in der Regel ausgezogen bis auf die Unterhose. Wenn es sich nicht um deinen LebenspartnerIn handelt, wird dieses Stückchen schützende Intimität gebraucht.

Gib etwas erwärmtes Öl auf deine Hände und verteile es mit leichten Strichen auf dem Rücken deines Partners.

Als Öl wird häufig Mandelöl empfohlen. Obwohl ich dieses als sehr angenehm empfinde, tendiere ich zu Jojobaöl, ein Wachs aus dem Samen des Jojoba-strauchs, das den Vorteil hat, dass es sich lange hält, ohne ranzig zu werden.

Du beginnst die Massage mit entspannten Händen. Du kannst nichts falsch machen, wenn du deine ganzen Handflächen auflegst und mit leichtem Druck über den Rücken fährst.

Übe auf keinen Fall auf der Wirbelsäule starken Druck aus!

Wohltuend ist, wenn du beidseitig neben der Wirbelsäule herauf streichst. Dort darf ruhig etwas Druck ausgeübt werden. An den seitlichen Rippen streichst du wieder herunter.

Wiederhole diese langen, möglichst ruhigen Striche einige Male (vielleicht fünf- bis sechsmal), und denke nicht, dass es für den Liegenden langweilig wird, wenn sich die Striche wiederholen. Im Gegenteil, zu viele verschiedene Massagebewegungen lassen in dem Liegenden leicht eine Unruhe entstehen.

Indem du die seitlichen Rippen herunter streichst, bewegst du deine Hände allmählich bis zum Kreuzbein (das liegt ca eine Handbreit oberhalb der Porille) und streichst kräftig an den Seiten Richtung Bauch. Diese Striche wiederholst du, indem du langsam bei jedem Strich wieder etwas höher gehst. So arbeitest du dich hoch bis zu den Schultern. Von dort lässt du die Streichungen über die Arme auslaufen. Das kannst du ebenfalls einige Male wiederholen.

Danach beginnst du, den Rücken mit Achterbewegungen zu massieren. Das heißt, du bewegst beide Hände nebeneinander quer über die Wirbelsäule in Achten, so dass der Taillenpunkt der Achten auf der Wirbelsäule liegt und die Schleifen großzügig über beide Rückenhälften massiert werden.

(Ich weiß, dass schriftliche Erklärungen von praktischen Handgriffen immer etwas schwierig zu verstehen sind. Aber stell dir einfach vor, du sitzt bei der „Achtermassage" im Schneidersitz (bzw. auf einem Stuhl) an der linken Seite deines Partners, so dass deine Front zu seiner Wirbelsäule zeigt. Dann beginnst du an seiner Wirbelsäule, ziehst die obere Schleife der Acht so, dass sie auf seiner rechten Körperseite landet, bewegst deine Hände zurück zur Wirbelsäule deines Partners und ziehst die untere Schleife der Acht zügig über seine linke Körperseite, bis du die Acht an seiner Wirbelsäule vollendet hast. Und so arbeitest du dich von einer Acht zur nächsten die gesamte Wirbelsäule hinunter. Wenn dir das zu theoretisch erscheint, komm zu mir oder einer Person deiner Wahl, um in die Grundgriffe dieser Massage eingeführt zu werden.)

Sieh zu, dass du die Wirbelsäule nicht direkt massierst. Aber du darfst, indem du eine Hand auf dem oberen Teil der Brustwirbelsäule hast und die andere auf dem Kreuzbein, den Körper leicht seitlich hin und her schaukeln. Dann lass genau auf diesen Stellen deine Hände ruhen. Lass dir Zeit dabei. Wenn du es kannst, übernimm den Atemrhythmus deines Partners und bleib in dieser Position drei, vier Minuten. Zum Schluss streiche ganz leicht über die Wirbelsäule von oben nach unten.

Du kannst die Massage verlängern, indem du alle Massagepositionen wiederholst. Nur sollte das Schaukeln, das bewegungslose Berühren und die letzten Wirbelsäulenstriche ganz am Schluss sein.

Fußmassage

Ich vermeide ausdrücklich den Begriff Fußreflex-Zonen-Massage, denn dafür wird eine Ausbildung benötigt, weil es als Therapie gilt. Ich hatte das Glück, diese Therapie noch bei der wunderbaren Hanne Marquardt zu erlernen. Aber an dieser Stelle möchte ich jedoch eine Wohlfühlmassage weiter geben.

Wenn du dir bei einem Menschen, der auf dem Rücken liegt, eine Fußsohle vorstellst, dann gibt es ganz oben die Zehen. Das ist der Kopfbereich. Der Ballen steht für den Brustbereich. Es schließt sich der Bauch im weichen Gewölbe an und endet mit den Unter-bauchorganen im Fersenbereich.

Da du die Grifftechnik wahrscheinlich nicht beherrscht, rate ich dir, mit geölten Händen sanfte, langsame

Striche über den ganzen Fuß zu ziehen, und zwar über die Sohle, den Fußrücken und die Seiten. Wenn du danach der Person, der du dieses angedeihen lässt, warme Socken überziehst, kannst du sicher sein, dass du ein Wohlgefühl hinterlässt.

Nahrungsergänzungen

Im Prinzip war ich nie ein Verfechter von Nahrungs-
ergänzungsmitteln (NEM). Dennoch wissen wir
inzwischen, dass es in der heutigen Zeit etliche
denaturierte Nahrungsmittel gibt, die manchmal
notwendige, aber nicht unbedingt gesundheitsfördernde
Zusatzstoffe enthalten. Außerdem werden Obst und
Gemüse oft im unreifen Zustand geerntet oder haben
längere Lagerungen hinter sich. Die Folge ist, dass sie
zum großen Teil ihre guten Inhaltsstoffe verlieren.
Somit sind einige Nahrungsergänzungsmittel wie z.B.
Vitamine, Mineralien und ähnliches wichtig für eine
gesunde Ernährung. Ich hörte neulich in einer
Talkshow einen Virologen sagen, Nahrungsergänzungsmittel schaffen lediglich einen teuren Urin. Du musst
also auch in diesem Punkt deine eigene Entscheidung
treffen. Wenn es irgend geht, kaufe dein Gemüse bei
einem Markt ein, der die Produkte aus der Region
anbietet, oder gehe hin und wieder zu einem Biomarkt,
wenn du Obst möchtest, das mit der Schale gegessen
wird.

Den Rat, pro Tag fünf Portionen Gemüse und Obst zu
essen, halte ich für absurd. Sind die meisten Menschen
doch froh, wenn sie es schaffen, täglich ein bis zwei
Portionen zu sich zu nehmen.

Einige Nahrungsergänzungsmittel, die ich für wichtig
halte, möchte ich im Folgenden vorstellen.

Vitamin D

Bevor ich damit beginne, sei an dieser Stelle erwähnt, dass ich das, was ich hier über die Vitamine berichte, nicht nur, aber vorwiegend **Dr. von Helden** und **Dr. Schweikart** zu verdanken habe. Sie versorgen uns mit Wissen, das aus jahrelanger Erfahrung resultiert. Wir wissen inzwischen, dass mehr als 90% der Menschheit einen Vitamin-D-Mangel aufweist.

Damit du jetzt nicht durcheinander kommst mit den Begriffen Vitamin D und Vitamin D3, eine kurze Erklärung dazu:

Vitamin D kommt in der Natur nicht vor, es gibt also kein reines Vitamin D. Der Körper produziert auch kein Vitamin D, sondern Vitamin D3. Genau genommen befindet sich im Körper eine Vorstufe des Vitamin D3, das mit Hilfe des Sonnenlichtes zu Vitamin D3 aktiviert wird. Vitamin D3 ist das natürliche Vitamin D. Im Gegensatz dazu sind Vitamin D2, Vitamin D4 und Vitamin D5 künstliche Formen, die uns in diesem Zusammenhang nicht interessieren.

Wenn ich also Vitamin D schreibe, meine ich immer das Vitamin D3.

Schauen wir die Strukturformel des **Vitamin D3** an, sehen wir, dass es sich um ein Hormon handelt. Solltest du die Strukturformeln nicht mehr aus dem Chemieunterricht erinnern oder sie nie gelernt haben, nimm es einfach zur Kenntnis. Nur eine kleine Ecke dieser Strukturformel des Vitamin D3 ähnelt einem Vitamin.

Der hormonelle Charakter des Vitamin D3 überwiegt

also bei weitem und zeigt, dass dieses Vitamin etliche Prozesse im Körper steuert.

Es ist nicht nur verantwortlich für eine gesunde Knochenentwicklung (früh hatte man schon erkannt, dass ein Vitamin D-Mangel die sog. Englische Krankheit = Rachitis verursacht), sondern sein Mangel kann auch Magen-Darm-Probleme, Infektanfälligkeit, Autoimmunerkrankungen, geistige Unflexibilität bis hin zur frühzeitigen Alterung bewirken.

Ein optimaler Vitamin D3-Wert kann u. a. dafür sorgen, dass bei einer Infektion wieder gefiebert wird. Etwas, das wir in der modernen Medizin gern unterdrücken, obwohl Fieber etliche Erreger abtöten kann.

Ebenfalls der Pilzbefall kann eliminiert werden.

Wenn Fieber sich den 39 Grad nähert, sollten wir es im Auge behalten und grad bei Kindern zuerst einmal zu Methoden wie Wadenwickel greifen, bevor ein Medikament das Fieber gewaltsam herunterdrückt.

Unter den Erregern gibt es einige, die den Vitamin-D-Rezeptor deaktivieren. Dazu zählen u.a. Borrelien, Herpesviren, verschiedene Pilzarten und aktuell wahrscheinlich auch das Covid 19 Virus.

Bei der Vitamin D-Rezeptor-Inaktivierung gibt es in der Regel niedrige Vitamin D3-Werte (Quelle: Sanum-Post Nr. 128)

Wichtig ist also, einen bestimmten Wert dieses Vitamins (ich kehre zu der althergebrachten Bezeichnung zurück) zu halten.

Dieser Wert sollte nach neuesten Erkenntnissen zwischen 50 und 90 Nanogramm pro ml betragen. Was darüber liegt, ist allerdings -wie in Versuchen dargestellt- zumindest vorübergehend immer noch nicht gesundheitsschädigend.

Neulich las ich in einer durchaus seriösen Zeitung, dass es in dieser Zeit viele Menschen gibt, die diesen „Hype" des Vit D mitmachen und damit ihre Krankenkassen unnötig durch die Laboruntersuchung und die anschließende Substitution belasten.

Dazu möchte ich sagen, dass meine Krankenkasse, und nicht nur diese, noch nie die Kosten für diese Laboruntersuchung übernommen hat. Ich selber gehe in regelmäßigen Abständen, nämlich ein-, zweimal im Jahr ins Labor und zahle selbstverständlich die Untersuchung, um den Wert bestimmen zu lassen.

Entscheide selbst, ob es dir die circa 24.-€ ein bis zweimal im Jahr Wert sind. Das zu substituierende Vitamin D3 musst du ohnehin selbst zahlen.

Einige Ärzte, die gefragt wurden, wie sie zu dem Vitamin D und dessen Mangel stehen, antworteten, man bekäme genügend von diesem Vitamin, wenn man im Sommer Sonnenbäder nähme.

Diese Aussage hilft nicht gerade weiter, wenn man bedenkt, dass es in unseren Breiten mit etwas Glück vielleicht sechzig strahlend sonnige Tage im Jahr gibt, die von Berufstätigen noch nicht einmal alle in Anspruch genommen werden können . Auch ein zwei- oder dreiwöchiger Urlaub in sonnigen Gegenden hilft nicht, den Mangel aufzuheben.

Wenn es unsere Zeit erlaubt, sollten wir allerdings tatsächlich die heimatlichen Sonnentage nutzen trotz der berechtigten Gefahr der Hautkrebsentstehung bei stundenlanger, bewegungsloser „Sonnenanbetung". Diese Gefahr ist nicht gegeben, wenn wir uns im ärmellosen Oberteil circa zwanzig Minuten diesen Sonnenstrahlen aussetzen. Selbstverständlich ohne Sonnenschutz, denn die Lichtschutzfaktoren der modernen Sonnenschutzmittel bewirken, dass kaum Sonnenstrahlen in die Haut dringen, wodurch die Bildung des Vitamin D verhindert wird.

Um die Mittagszeit herrscht in unseren Breiten die gesündere UVB-Strahlung vor, sodass die Mittagspause dazu einlädt, sich für einige Minuten der Sonne auszusetzen.

Dadurch dezimieren wir die zusätzliche Einnahme von dem bewussten Vitamin, die im Sommer ohnehin geringer sein darf als im Winter und an den sonnenlosen Tagen.

Säuglinge bis zu einem Jahr bekommen stets regelmäßig Vitamin D (in Form von Vigantol u.ä.). Das ist etwa die achtfache Menge (im Verhältnis zu ihrem Körpergewicht) von dem, was einem Erwachsenen zugestanden wird.

Die Menschen, die Vitamin D oral zu sich nehmen, gehören schon zu den Aufgeklärten bzw. sind Patienten fortschrittlicher Ärzte und Therapeuten.

Dennoch wird in der Regel zu wenig von dem Vitamin eingenommen. Ein körperlicher Wert von 35 Nanogram pro Milliliter wird von der Ärzteschaft und den Apothekern schon als genügend betrachtet wird.

Lass dich nicht davon beeindrucken sondern sieh zu,

dass du mindestens auf einen Wert von 50 bis 60 Nanogramm kommst.

Wenn du Vitamin D substituierst, vergiss nicht, Vitamin K2 dazu zu nehmen. Ohne das Vitamin K2 wird das Calcium aus den Knochen in die Blutbahn und dann in die Nieren und andere weiche Gewebe geholt, und es kann u.a. zu einer Knochenbrüchigkeit kommen, die wir inzwischen ganz selbstverständlich als eine natürliche Alterserscheinung in Kauf nehmen.

Die natürliche Form von K2 ist Vitamin K2 MK-7.

Außerdem braucht das Vitamin D für seine Wirksamkeit Magnesium, und zwar für eine Umwandlung der Hormonvorstufe in das Hormon. Isoliert kann man diese komplizierten Zusammenhänge also nicht betrachten. Ich habe die Erfahrung gemacht, dass sich erstaunlich viele Mediziner und Apotheker in diesen Zusammenhängen nicht auskennen.

Für mich sind diese beiden Vitamine samt dem Magnesium die Basis der Nahrungsergänzungen.

Natürlich kannst du, besonders im reiferen Alter auch Vitamin B12 bzw. den ganzen Vitamin-B-Komplex dazu nehmen. Ebenfalls Q 10, Hyaluronsäure und Gingko-Präparate werden vielfach propagiert.

Es liegt an dir, ob du es für deinen Organismus angebracht findest, mehrere Ergänzungsmittel zu dir zu nehmen.

Vielleicht kannst du es mit einem Arzt oder Heilpraktiker deines Vertrauens besprechen. (Denke daran, dass sie leider nicht immer auf dem neuesten Stand sind.)

Antioxidantien

Antioxidantien können wir nur verstehen, wenn der Begriff **Oxidantien** geklärt ist.

Oxidantien sind **Freie Radikale**. Chemisch betrachtet, sind Freie Radikale Atome oder Moleküle, die immer ein ungepaartes Elektron aufweisen und demzufolge ein zusätzliches Elektron brauchen, und zwar egal woher. Indem sich so ein Atom oder Molekül mit einem Elektron von irgendwoher versorgt, entsteht wiederum ein Radikal, dem es fehlt. Und so entsteht eine Kettenreaktion.

Freie Radikale in Maßen braucht der Körper, denn sie können aggressive Bakterien und Viren zerstören. Ein übermäßiges Vorkommen der Freien Radikalen verursacht jedoch sog. oxidativen Stress, der wiederum zu Zellschäden führt und u.a. wesentlich mitverantwortlich für einen beschleunigten Alterungsprozess ist.

Antioxidantien sind Stoffe, die diesem oxidativen Stress entgegen wirken. Sie geben den freien Radikalen ein Elektron ab, ohne selbst zu einem freien Radikal zu werden.

Man findet sie u.a. im Gemüse, in Salaten, Wildkräutern und Früchten. Hier sind Äpfel und Beeren angesagt. Wichtige Antioxidantien sind auch die Vitamine C und E.

Solltest du die Ascorbinsäure (Vit C) magenbezogen nicht vertragen, könntest du entweder auf liposomales Vit C ausweichen (hierbei wird der Wirkstoff in nanoskopisch kleine Liposomen verkapselt und sicher durch das Verdauungssystem gebracht) oder auf gepuffertes Vit C, welches an basische Mineralien gebunden ist, nämlich an Calcium-, Kalium- und Magnesiumascorbat, dessen pH-Wert fast neutral ist. Allerdings ist der Geschmack sehr gewöhnungsbedürftig.

Zu den besten Antioxidantien, die du substituieren kannst, gehört das **Astaxanthin**, ein Beta Carotinoid, das auch sehr gut auf die Augen wirkt und eine gute Unterstützung bei Makuladegeneration ist.

Du kannst deinem Körper also viel Gutes von außen zuführen, aber denke daran:

Was du an natürlichen (regionalen und biologischen) Produkten zu dir nehmen kannst, ist immer noch das beste, andererseits müssen wir eben manchmal auch auf Produkte der pharmazeutischen Betriebe ausweichen.

Die besten Nahrungsergänzungsmittel nützen allerdings wenig, wenn dein Inneres von emotionalen, selbst zerstörerischen Kräften traumatisiert ist. Die wahre Gesundheit entspringt einem harmonischen Innern und einem heiteren und ausgeglichenen Umgang mit dir selbst, den Mitmenschen und der Natur. Nutze also die mentalen Hilfestellungen aus diesem oder einem anderen Buch.

Ernährung

Grundsätzliches

Allesesser, Vegetarier, Veganer- Jeder muss selbst wissen oder spüren, bei welcher Art Ernährung er sich am wohlsten fühlt.

Allerdings überfordert zu viel Fleisch unser Enzym-system.

Auch hier ist sicher eine gemischte Kost mit geringem Fleischgenuss am bekömmlichsten.

Bevor ich mich jetzt in das Dickicht der verschiedenen Ernährungsmoden und -methoden begebe, möchte ich dir drei oberste Gebote nennen, die du befolgen solltest.

Oberstes Gebot: Die Mahlzeiten in Ruhe genießen.

Zweitoberstes Gebot: Nicht militant werden.

Drittoberstes Gebot: Sich nicht verrückt machen.

Alle Jahre wieder kommt eine neue Theorie der Ernährung auf den Markt.

Gerade Menschen, die sich gesund ernähren wollen, zweifeln, um nicht zu sagen verzweifeln, an dem, was ihnen diverse Gesundheitsblätter verkaufen wollen.

Und sie wittern ganz gewiss nicht zu Unrecht hinter all den Gesundheitsthesen häufig eine Geschäftemacherei.

Erinnere dich doch einmal an den Wettstreit zwischen Butter und Margarine, wobei Butter jahrelang wegen der „bösen gesättigten" Fettsäuren durch das Raster fiel. Es wurde gesagt, dass diese Fettsäuren den Cholesteringehalt erhöhen und damit Herzinfarkt und

Schlaganfall vorprogrammieren. Diese Diskussion polarisierte im wahrsten Sinne des Wortes die gesundheitsbewusste Welt.

Es spitzte sich so weit zu, dass man lieber die Transfette in den meisten Margarinen in Kauf nahm, bevor man sich die einigermaßen natürliche Butter auf das Brot strich, die nachweislich nicht das körpereigene Cholesterin erhöht.

In Neuzeit wird gesagt, dass die gesundheitsschädigenden Transfette nur noch in geringen Mengen in den verschiedenen Margarinesorten verwendet werden, jedoch findet man sie heute noch in den meisten Fertiggerichten.

Im Zuge der Wohlstandsschlankheitswellen kam die Forderung, Fett wegzulassen bzw. fettreduziert zu essen.

Weißt du, dass fast jedes natürliche Fett, das man aus einem Nahrungsmittel entfernt, durch Zucker oder einen anderen, häufig minderen Stoff ersetzt wird, der als Geschmacksträger fungiert? Die Nahrungsmittelhersteller haben festgestellt, dass in jedem vorgefertigten Nahrungsmittel der Zucker einen willkommenen Geschmacksträger darstellt. Somit gibt es Zucker in jedem „fabrizierten" Lebensmittel einschließlich der Wurst und den meisten Schinkensorten, ganz zu schweigen von Fertignahrungsmitteln.

Und jetzt erreicht uns die neue Idee vom „Low carb", der Reduzierung von Kohlenhydraten.

Es scheint wie ein Zauberwort zu sein, das unruhig macht und uns unter Umständen unsere herkömmliche

Ernährung etwas vermiesen kann.

Um in den Irrweg der Ernährungslehren etwas Klarheit herein zu bringen, schauen wir uns einmal Fette, Zucker und Kohlenhydrate näher an.

Ich möchte gleich an dieser Stelle festhalten, dass ich Vieles meines hier dargelegten Wissens neben einigen rudimentären Chemiekenntnissen aus der Schulzeit aus den empfehlenswerten Büchern von **Dr. med. David Perlmutter (Dumm wie Brot) und Dr. med. Wiliam Davis (Die Weizenwampe)** entnommen habe. Ebenfalls „Dr. Google" verhalf mir zu einigen Kenntnisauffrischungen.

Also los geht es mit einigen theoretischen Erklärungen:

Fette

Herzmuskelzellen, Knochen, das Gehirn, das Hormonsystem und das Immunsystem benötigen gesättigte Fette, allerdings gute Fette, wie sie in Butter, Eiern, Butterschmalz und Kokosöl (nicht zu verwechseln mit dem Fett, das sich unter dem Namen Palmin findet) vorkommen.

Achte bei den Fetten also stets darauf, dass es gute natürliche Fette sind.

Aber bitte nimm kein Palmöl. Auch wenn dieses gute Stoffe enthält, denke daran, dass wegen dieses Öls häufig Raubbau in den betreffenden Ländern betrieben wird. U.a. wird der Regenwald dezimiert, der nicht nur die grüne Lunge für Brasilien darstellt, sondern für die ganze Welt.

Es gibt nur sehr wenige Hersteller, die Palmöl so

herstellen, dass kein Raubbau in den entsprechenden Ländern betrieben wird.

Ungesättigte Fettsäuren:

Obwohl sich an die freien Doppelbindungen, die den ungesättigten Fetten ihren Namen geben, häufig Freie Radikale, also Oxidantien, hängen können, wiegen die Vorteile einiger ungesättigter Fettsäuren dieses wieder auf.

Bevor wir jetzt zu den (ungesättigten) Omega-Fettsäuren kommen, eine Erklärung des Namens für die chemisch Interessierten:

In den **Omega-3-Fettsäuren** beginnt die erste Doppelbindung am 3.Kohlenstoff-Atom, während in den **Omega-6 -Fettsäuren** die erste Doppelbindung am 6. Kohlenstoffatom beginnt, gerechnet ab Ende der Methylgruppe daher Omega als letzten Buchstaben im griechischen Alphabet.

Näheres zu den beiden Omega-Fettsäuren:

Alpha-Linolensäuren (ALA) gehören zu den **Omega-3-Fettsäuren** und die **Linolsäuren** zu den **Omega-6-Fett-säuren.**

Omega-3-Fettsäuren hemmen Entzündungen und Thrombosebildung und senken den Blutdruck, während die **Omega-6-Fettsäuren entzündungsfördernd** wirken.

Die Omega-3-Fettsäuren werden außerdem zur Energiegewinnung des Körpers verstoffwechselt (metabolisiert), sind ein Bestandteil der Zellmembranen, geben dem Gehirn Energie, wirken sich positiv auf die Netzhäute der Augen aus, die zum großen Teil aus Omega-3-Fettsäuren bestehen und werden erfolgreich gegen einige Arten von Depressionen angewandt.

Eine Hauptfunktion von **Alpha-Linolensäure** (den Omega-3-Fettsäuren zugehörig) ist es, **EPA und DHA** zu produzieren.

Wir finden EPA und DHA ebenfalls reichlich in Mikroalgen und den Fischen, die diese Algen fressen, z.B. Lachse, die diesem Futter auch ihre rote Farbe verdanken.

Die Alpha-Linolensäuren befinden sich außerdem in Walnüssen, grünem Blattsalat, Spinat, grünen Kohlarten und in verschiedenen Ölen wie Walnussöl, Olivenöl und Leinöl.

Ebenfalls enthalten neben den Lachsen andere fettreiche Kaltwasserfische wie z.B. Makrelen, Matjes, Sardinen und Sardellen ALA.

Somit würden Fische mit zu den gesündesten Nahrungsmitteln gehören, würden uns verschiedene Gifte wie Schwermetalle, das Gift aus den -in den Weltmeeren gelagerten- biochemischen Waffen, sowie (Mikro-) Plastik als Zeugen unserer Zivilisation nicht den gesunden Fischgenuss verderben.

Es gilt häufig, jedoch nicht immer, die Faustregel:

Je größer ein Fisch, umso mehr kann er belastet sein.

Hierzulande gilt der Thunfisch als Delikatesse, sei aber bitte mit dem Thunfischgenuss zurückhaltend, denn die Größe spricht zum einen für eine starke Belastung. Zum anderen beschleunigt die Jagd auf diese Fische ihr Aussterben. Außerdem verfangen sich in den Netzen immer wieder Delphine, diese wunderbaren, den Menschen erstaunlich ähnlichen Meeresbewohner.

Im Gegensatz zu Fischöl, die das EPA enthalten, sind **pflanzliche Fette und Öle meist linolsäurereich** (also Omega-6-reich)

Eine Hauptfunktion von **Linolsäuren** (den Omega-6-Fettsäuren zugehörig) ist es, **Arachidonsäure** zu produzieren.

Wenn sich in einem Öl sowohl Omega-3 als auch Omega-6 befinden, achte darauf, dass das Omega-6 nicht zu sehr überwiegt. **Leinöl** ist optimal in seinem Verhältnis von Omega-3 zu Omega-6 wie 3:1.

Neben Leinöl ist das (leider ziemlich teure) **Weizenkeimöl** zu empfehlen, da es zusätzlich reich an Vitamin E ist.

Das **Omega-6** sollte nur in Ausnahmefällen das 10fache des Omega-3 betragen. Diese Ausnahmefälle sind, wenn sich noch andere gute Stoffe in dem Öl befinden wie beim Olivenöl, das drei Abschnitte später folgt.

Bei den meisten gängigen Ölen überwiegt das Omega-6 stark. Gerade in unserer heutigen Nahrung ist das Verhältnis zugunsten Omega-6 massiv gestiegen. Auch dadurch nehmen schleichende Entzündungen und chronische Krankheiten zu.

Das Anliegen, den Linolsäureverzehr einzuschränken, ist neu und revolutionär.

Bei Olivenöl ist das Verhältnis Omega 6 zu Omega 3

wie 10 zu 1.

Dass **Olivenöl** dennoch (aufgrund seines Gehaltes an **Polyphenolen**) zur gesunden Nahrung gehört, zeigen uns die südländischen Völker. Der hohe Gehalt eines speziellen Polyphenol hilft, den Blutdruck zu senken, außerdem kognitiven Problemen und Krebs vorzubeugen. Zudem schützt es insgesamt vor oxidativem Stress. Da es kalt gepresst und nativ sein soll, darf es **nicht über 80 bis 100 Grad** erhitzt werden. Man kann im Übrigen sehr gut das kalte oder leicht gewärmte Olivenöl über fertig gegartes Gemüse träufeln oder es einem Salatdressing zusetzen, um den Vorteil dieses Öls zu genießen.

Doch hat auch die **Linolsäure** (also das Omega-6) ihre Berechtigung. Zwar erhöhen tiefe Linolsäurewerte die Gefahr einiger Hauterkrankungen, während sehr hohe Linolsäurewerte wiederum ein erhöhtes Brust-, Darm- und Prostatakrebsrisiko begünstigen, weil sie eine krankhaft gesteigerte Zellteilung bedingen. Jedoch **stimuliert die Linolsäure in angemessenen Mengen die reguläre Zellteilung und Zellreparatur** und wird auch für die **Blutgerinnung** benötigt. Da aber in den empfohlenen Ölen auch immer ein geringer Anteil Omega-6 vorhanden ist und zudem Olivenöl einen größeren Anteil Omega-6 enthält, erhalten wir auf diese Weise die angemessene Menge des Omega-6.

Dadurch, dass die herkömmlich gezüchteten Tiere durch das gängige Tierfutter viel Omega-6 enthalten, kommen wir allerdings als normale Fleischesser sehr schnell an die Grenze des Zuträglichen.

Die pflanzlichen Omega-3-Öle werden nur eingeschränkt in die wichtigen Omega-3-Fette EPA und DHA umgewandelt. Deshalb kann ich nur raten, Öle mit einem höheren Omega-3-Anteil in die tägliche Nahrung auf zu nehmen. In Fischölen werden EPA und DHA optimal umgewandelt. Aber wer greift schon freiwillig nach Fischölen!

Eine Alternative wäre täglich ein Teelöffel Weizenkeimöl wegen des Vitamin E-Gehalts neben dem Omega-3 und ein Esslöffel Leinöl zu uns zu nehmen. So beugen wir dem Überschuss des Omega-6 vor. Leinöl und Weizenkeimöl gehören übrigens im Gegensatz zum Olivenöl nach dem Öffnen in den Kühlschrank. Dort halten sie sich geöffnet drei bis vier Wochen.

Weniger empfehlenswert sind Maisöl, Sonnenblumenöl und Distelöl.

Wenn es dir nicht möglich ist, Öl zu schlucken, gibt es alternativ dazu Kapseln.

Jedoch alles, was du dir an natürlichen Stoffen zuführst, musst du nicht in Tabletten -, Kapsel - oder Tropfenform zu dir nehmen.

Erwähnenswert zu diesem Thema ist, dass sowohl **Kurkuma und Sesam,** als auch eine Reduktion des Zuckerverzehrs und der dadurch verminderte Insulinspiegel ebenfalls die Bildung der Arachidonsäure (die ein Produkt aus Omega-6-Fettsäuren ist) verhindern.

Zusammengefasst noch einmal die verschiedenen Namen der Omega-Fette:

Omega-3-Fettsäure entspricht der **Alpha-Linolensäure** und damit der **ALA**. Zu dieser Klasse gehören auch die **EPA** und die **DHA**.

Omega-6-Fettsäure entspricht der **Linolsäure** und damit der **LA**. Zu dieser Klasse gehört auch die **Arachidonsäure.**

Gesättigte Fettsäuren

Hier sind alle Doppelbindungen besetzt.

Cholesterin ist das berühmteste, eine gesättigte Fettsäure, die häufig mit Angst besetzt ist, weil vor dem geistigen Auge Schlaganfall- und Herzinfarktrisiken entstehen.

Im Gegensatz zu der herkömmlichen schulmedizinischen Weisheit sollte das Cholesterin nicht künstlich herunter gedrückt werden. Die **Statine**, die das Cholesterin senken sollen, verursachen häufig auf Dauer genau das, was durch ihre Hilfe vermieden werden soll, nämlich Herzinfarkte und Schlaganfälle. Im Übrigen soll ein Gesamtcholesterin über 240 gute kognitive Leistungen beim Menschen vollbringen, wenn wir dann den Mut haben, nach den vielen Warnungen zu diesem Wert zu stehen. Im Zweifelsfall bitte einen Arzt aufsuchen.

Der statistische Normalwert dieses Gesamtcholesterins wurde lange künstlich tief gehalten. Dadurch hatten sehr viele Menschen nach dem damaligen Gesundheitsbegriff einen zu hohen Cholesteringehalt und fühlten sich bemüßigt, Statine oder ähnliches einzunehmen.

Jeder Mensch weiß heutzutage, dass Übergewicht, Rauchen und fehlende Bewegung Risiken für verschiedene körperliche Beeinträchtigungen darstellen. Aber was kann man tun, wenn der Cholesterinwert unerklärlicherweise hoch angestiegen ist, oder wenn eine genetische Komponente vorhanden ist? Es wird auch hier zu einem Nahrungsergänzungsmittel geraten, und zwar auf Aminosäurebasis. Aus diesem Grund ist es sicher nicht verkehrt, wenn man sich hin und wieder einige Tage vorwiegend proteinreich ernährt. Bitte lass dich hierzu ärztlich beraten.

Cholesterin ist ein wichtiger Baustein für die Zellmembranen und ein entscheidender Nährstoff, ohne den unsere Neuronen (Nervenzellen) nicht funktionieren können, wirkt antioxidativ und ist eine Vorstufe für wichtige Stoffe, die das Gehirn unterstützen, z.B. für das **Provitamin D** und für andere steroidartige Hormone wie **Testosteron und Östrogen**.

Das Gehirn macht nur zwei Prozent des Körpergewichts aus, braucht aber 25 % des Cholesterins, um die Gehirnfunktion und seine Entwicklung zu unterstützen.

Die Nervenzellen verlassen sich ganz darauf, dass das Blut sie über ein bestimmtes Transportprotein mit dem Cholesterin versorgt. Dieses **Transportprotein** ist das (berühmt-berüchtigte) **LDL**, das überhaupt kein Cholesterinmolekül ist, sondern ein fetthaltiges Protein von geringer Dichte (LDL = Low-Density Lipoprotein). **HDL und LDL** sind zwei verschiedene Behälter für Cholesterin und Fette, die jeweils unterschiedliche Aufgaben im Körper wahrnehmen.

Das LDL-Cholesterin wird als schlechter Bestandteil der Blutfette, der Cholesterine bezeichnet. Diese Bezeichnung ist sehr voreilig. Darum möchte ich hier darlegen, was die verschiedenen Aufgaben dieser Trägerproteine sind und worin der Unterschied besteht.

Das **LDL** transportiert Fette **von der Leber in die Organe**. Dort wird es gebraucht, um verschiedene Hormone herzustellen. Können die Körperzellen kein weiteres LDL-Cholesterin mehr aufnehmen, verbleibt es im Blut und kann sich als Teil von Ablagerungen (den sog Plaques) in den Gefäßwänden einlagern. **Im Zusammenspiel mit Oxidantien** (und vor allem in diesem Zusammenhang) entstehen dann die „**Gefäßverkalkungen**". Aus diesem Grund wird sowohl geraten, es unter einem bestimmten Limit zu halten, als auch die Oxidantien nicht übermächtig werden zu lassen, sie also mit Antioxidantien in Schach zu halten.

Das **HDL** transportiert das überschüssige Cholesterin **aus dem Blut und den Geweben in die Leber**, wo es abgebaut wird.

Je mehr HDL im Blut ist, umso mehr kann es das LDL -Cholesterin entsorgen.

Schäden an den Koronararterien (Kranzgefäßen) beruhen auf **oxidiertem LDL**. Ein Hauptgrund für die Schädigung des LDL sind **Glukosemoleküle**.

Es wird also erst dann problematisch, wenn eine kohlenhydratreiche Ernährung das LDL oxidieren und damit das Risiko arteriosklerotischer Art in den Blutgefäßen steigen lässt.

Mit zunehmendem Alter steigt der natürliche Cholesterin-Spiegel normalerweise an, eine weise Einrichtung, da es ein Schutz gegen die zunehmenden freien Radikalen ist.

Übrigens für alle diejenigen, die sich aus figürlichen Gründen das Fett praktisch vom Mund absparen: (Gutes) **Fett macht nicht fett**, im Gegenteil. Das wurde gerade wieder von den **„Ernährungsdocs"** proklamiert.)

Wenn wir das mit dem Fett einigermaßen geklärt haben, kommen wir zu einem weiteren Brennpunkt, dem Weizen und in seinem Schlepptau generell zu den Kohlenhydraten (einschließlich der Zuckerarten).

Die nächsten Zeilen werden dir vielleicht nicht gefallen, denn sie konfrontieren uns mit unserem inneren Schweinehund, der alles ablehnt, was unsere lieb gewordenen Gewohnheiten in Frage stellt. Außerdem versuchen sie, uns unsere liebsten Nahrungsmittel wie Brot, Kartoffeln, Reis und Nudeln zu vermiesen.

Aber es geht um Extreme. Dieser Text soll und kann Menschen erreichen, die sich schlapp fühlen und diejenigen, die sich kasteien, um endlich einige Pfunde los zu werden, die sich nach jeder Diät flugs bei der Rückkehr zu normalem Essen wieder einfinden.

Außerdem geht es darum, einmal einen laienhaften Blick in die Zusammenhänge zu werfen und vielleicht auch mit herkömmlichen, überholten Vorstellungen aufzuräumen.

Bitte denke daran, die drei obersten Gebote gelten immer noch!

Kohlenhydrate

Jetzt haben wir also die Kohlenhydrate (früher Kohlehydrate genannt) als böse Buhmänner. Da ist einiges gerechtfertigt.

Persönlich hörte ich das erste Mal vor cirka fünf Jahren Näheres über dieses Thema durch meine Patennichte **Nicole Dittmer-Tartler**, die auf ihrer Urlaubsreise in Südafrika das Buch des Marathonläufers **Tim Noakes** kennenlernte.

Er, der sich ebenfalls vor einigen Jahren für die fettarme Ernährung und die gesunde Vollkornkost stark gemacht hatte, entschuldigte sich für diesen Irrtum, dem er erlegen war. Er befürwortet seit diesem Zeitpunkt eine fettreiche, aber kohlenhydratarme Ernährung.

Dieses Buch wurde ins Deutsche unter dem Titel **„Die High-Fat-Revolution"** übersetzt. Allerdings ist es unglaublich, was an diesbezüglicher Literatur seit ungefähr zwei bis drei Jahren auch auf dem deutschen Markt erschienen ist.

Ebenso versorgen uns das Fernsehen, Frauen-zeitschriften sowie jedes andere Medium mit den neuesten Ernährungserkenntnissen.

Kohlenhydrate sind verschieden lange Ketten aus Zuckermolekülen.

Über den Verdauungsprozess werden langkettige Kohlenhydrate in Zuckermoleküle, **Glukose**, zerlegt, und diese geraten ins Blut. Jedes Zuckermolekül ruft das **Insulin**, das Hormon, das in den Inselzellen der Bauchspeicheldrüse gebildet wird, auf den Plan. Das Insulin sorgt dafür, dass die Glukose aus dem Blut in die verschiedenen Zellen, vorwiegend in die Muskel-, Leber- und Fettzellen geschleust wird.

In den Muskel- und Leberzellen wird die **Glucose** in Form von **Glycogen** gespeichert. Sobald Muskeln und Leber keine Glukose mehr aufnehmen können, sorgt das Insulin dafür, dass der Rest in Körperfett umgewandelt wird. Deshalb sind Kohlenhydrate die Hauptursache für Gewichtszunahme.

Unabhängig von der Tatsache, dass Insulin den Rest der nicht mehr aufzunehmenden Glukose in Fett umwandelt, begünstigt es generell die Bildung und Speicherung von Fett.

Wenn die Zellen wegen ständiger Glucosezufuhr permanent großen Insulinmengen ausgesetzt sind (insbesondere bei hohem Konsum stark verarbeiteter Lebensmittel mit großen Mengen raffinierten Zuckers), entsteht **Insulinresistenz**. Das bedeutet, dass die Bauchspeicheldrüse immer mehr Insulin produzieren muss, da die normale Insulinmenge nicht mehr ausreicht, mit der hohen Glukosemenge umzugehen. Das führt irgendwann zu **Diabetis Typ 2**. Der Diabetis Typ 1 hat damit nichts zu tun. Er ist eine Autoimmunerkrankung, in der das Immunsystem die Insulin erzeugenden Zellen in der Bauchspeicheldrüse zerstört. Er entsteht häufig schon in jungen Jahren, ist ernährungsunabhängig und irreversibel.

Wir unterscheiden verschiedene Arten von Kohlenhydraten.

Kurzkettige Kohlenhydrate:

Hier müssen durch die Verdauung keine Kohlenhydrate mehr aufgespalten werden. Sie können direkt ins Blut gelangen. Die Folge ist, dass der Blutzucker rapide ansteigt.

Wenn der Blutzucker schnell ansteigt, dann löst er ein Signal aus, das bewirkt, dass Muskeln und Leber den Zucker als Glykogen speichern.

Wenn Muskel- und Leberzellenspeicher voll sind, baut der Körper den „überflüssigen" Zucker in Fett um und speichert ihn dann -wie bereits oben erwähnt- in den Fettzellen. Werden die Muskeln stark durch Training oder Schwerarbeit gefordert, wird das Glykogen verbraucht, und es können kurzkettige Kohlenhydrate vertilgt werden, ohne dass dadurch vermehrt Glykogen entsteht, dessen Überschuss in Fettzellen gespeichert werden müsste.

Stehen dem Körper permanent Kohlenhydrate zur Verfügung, greift er zuerst auf sie zurück und nicht auf die Fettreserven.

Kurzkettige Kohlenhydrate sind:

Weißmehlprodukte wie alle Nudeln, industriell aufge-
schlüsselte Kohlenhydrate, Fertiggerichte, Zucker und
normales Brot.

Sie liefern schnelle Energie, enthalten keine wertvollen
Nähr- und Mineralstoffe und gehen sofort ins Blut. Der
Blutzucker steigt, und das Insulin kommt seinen
Aufgaben nach.

An dieser Stelle sei das **Emmergetreide** zu erwähnen.
Ein Getreide, das die ursprünglichen „guten" Stoffe
noch enthält, die im Laufe der Zeit aus kommerziellen
Gründen weg gezüchtet wurden. Ein Brot aus Emmergetreide ist geschmacklich kaum zu unterscheiden von
einem Brot aus herkömmlichen Mehl.

Dann gibt es so genannte **Pseudogetreidesorten**, die
das Insulin in keinem erwähnenswerten Umfang auf
den Plan rufen.

Dazu gehören **Buchweizen** (ein Knöterichgewächs),
Quinoa (ein Gänsefußgewächs) und **Amaranth** (ein
Fuchsschwanzgewächs).

Quinoa und Amaranth gehören zu den Inkagewächsen
und erhöhen den Gehalt des Serotonin (bekannt unter
dem Namen Wohlfühlhormon). Alternativ zu diesen
Inka-Gewächsen können wir aus unseren Breiten **Hirse**
zu uns nehmen.

Viele Früchte enthalten zwar kurzkettige Kohlenhydrate, den Fruchtzucker, genannt **Fruktose** der zu
den **Einfachzuckern** gehört, haben aber trotzdem kaum
Einfluss auf den Blutzuckerspiegel, weil sie zusätzlich
Vitamine, Mineralien und Ballaststoffe enthalten.

Diese Letzteren fehlen in Fruchtsäften. Ihr Fruchtzucker gelangt direkt in die Leber, die ihn prompt in Fett umwandelt und zu den Fettzellen lotst. Aus dem Grund sind Früchte den Fruchtsäften vorzuziehen.

Obstsäfte, die oft in bester Absicht den Kindern mitgegeben werden, sind also kontraproduktiv und können die Weichen für ein kindliches Übergewicht stellen.

Erst recht nicht zu empfehlen ist der **flüssige Zucker in fertigen Fruchtsäften**, Limonaden und den sog. Softdrinks. Dieser wird zwar Fruktose genannt und dadurch mit dem gesund klingenden Fruchtzucker assoziiert, stammt jedoch nicht aus Obst, sondern in der Regel aus dem minderwertigeren **Maissirup**.

Diesen muss die Leber einerseits schwerer bearbeiten, andrerseits bewirkt er auf Dauer eine eingeschränkte Glukosetoleranz, eine Insulinresistenz, hohe Blutfettwerte und Bluthochdruck.

Langkettige Kohlenhydrate:

Hier müssen durch die Verdauung die Kohlenhydrate aufgespalten werden und gelangen deshalb nicht sofort ins Blut.

Sie versorgen den Körper mit viel Energie, mit Vitaminen, Mineralien und Ballaststoffen. Dadurch, dass sie nicht sofort in Glucose umgewandelt werden können, sättigen sie über längere Zeit, kurbeln die Verdauung an und halten den Blutzucker lange auf konstantem Niveau.

Langkettige Kohlenhydrate sind:

U.a. Quinoa, Amaranth, Haferflocken, Süßkartofffeln, Naturreis, Hirse, Bohnen, Hülsenfrüchte und Bananen.

Ebenfalls das oben erwähnte Emmergetreide und die Pseudogetreidesorten lassen den Blutzucker langsamer steigen, was auch zu einer gründlicheren Sättigung führt neben ihrem hohen gesundheitlichen Wert.

Kohlenhydrate aus Gemüse gehören ebenfalls zu den Stoffen, die das Insulin nicht so schnell hervorrufen und somit vorzuziehen sind. Aufgrund der Fasern verläuft die Verdauung langsamer, und die Glucose geht entsprechend langsamer ins Blut über.

Der **Glykämische Index** (GI) gibt an, wie hoch und schnell der Blutzuckerspiegel nach dem Verzehr eines bestimmten Lebensmittels ansteigt. Nachzulesen ist dies in jedem modernen Ernährungsbuch. Zucker und andere kurzkettige Kohlenhydrate haben einen hohen GI-Wert, was wiederum unsere Gesundheit auf Dauer schädigt.

Es gibt allerdings Nahrungsmittel mit einem hohen GI, in denen jedoch im Verhältnis zum Gewicht wenige Kohlenhydrate zu finden sind, zum Beispiel die Karotte. Hier steigt der Blutzucker nicht merklich.

Der Maximalwert des GI ist 100. Folgende kleine Tabelle gibt einen Überblick.

– Traubenzucker   100
– Vollkornweizenmehl: 71
– Haushaltszucker: 55
– Schokoriegel: 55
– Banane: 54

Kohlenhydrate mit einem niedrigen GI helfen Hungerattacken und Diabetis II zu vermeiden.

Kohlenhydratarme Rezepte alternativer Art können wir u.a. folgender Website entnehmen:

www.herzklaressen.wordpress.com

Hier werden u.a. Buchweizenprodukte verwendet. Buchweizen ist kein Getreide, wie vorher erwähnt und ruft daher kaum Insulin auf den Plan.

Dies alles bedeutet nicht, dass wir nun ständig auf unser geliebtes Brot, die Nudeln und hin und wieder auf ein Softgetränk verzichten müssen; aber vielleicht sollten wir bewusster alle Nahrungsmittel und Getränke aufnehmen, in einer der beiden Tageshälften mit diesen Nahrungsmitteln etwas zurückhaltender sein und stattdessen den Schwerpunkt auf Gemüse und leichtere Kost legen, zumindest, wenn uns das eine oder andere Kilo Körpergewicht belastet oder der Blutzucker langsam, aber sicher in die Höhe steigt.

Warum ich eine der beiden Tageshälften zur Wahl stelle, liegt daran dass es Menschen gibt, die befürworten, dass in der ersten Tageshälfte vorwiegend Obst und Gemüse den Hauptteil der Nahrung bilden soll, während andere wiederum der Überzeugung, sind, dass diese Art der Ernährung hauptsächlich in der zweiten Tageshälfte eingenommen werden soll.

Es gibt eine Faustregel, wie viel Kohlenhydrate man täglich zu sich nehmen kann oder sollte; denn Kohlenhydrate sind per se nicht schlecht. Sie beliefern uns mit Energien. Es ist -wie in so vielen Dingen - alles eine Sache des Maßes:

5 Gramm Kohlenhydrate (auch die kurzkettigen) pro Kilogramm Körpergewicht. Bei einem Körpergewicht von 60 kg also 300 g Kohlenhydrate.

Mach deine eigenen Erfahrungen, und stelle fest, was dir liegt.

Wenn du ein normalgewichtiger und beweglicher Mensch mit einem guten Immunsystem bist, kannst du dir ohnehin (fast) alles leisten, worauf du Appetit hast.

Jedoch habe ich folgende Erfahrungen gemacht:

Wenn ich den Schwerpunkt meiner Ernährung auf die Kohlenhydrate lege, die den Blutzucker langsam aktivieren wie z.B. Gemüse und Mehlprodukte aus Buchweizen, Mandel- und Kokosmehl, verringert sich das Verlangen nach Süßigkeiten und leeren kurzkettigen Kohlenhydraten.

Ich kenne Menschen, die vier oder fünf Tage die Woche schwerpunktmäßig die kohlenhydratarme Ernährung bevorzugen und sich an zwei Tagen kohlenhydratreich ernähren.

Andere wiederum sagen: „Ich ernähre mich eigentlich kohlenhydratarm, habe aber zwischendurch einen Tag, in dem ich nach Lust und Laune esse, was mir gerade in den Sinn kommt."

Unter dem Strich gilt stets das, was wir uns zum Ziel setzen:

Fühlst du dich häufig unverhältnismäßig abgeschlafft,

übergewichtig und immunschwach, hast du die Möglichkeit, eben auch ernährungstechnisch einzugreifen.

Macht dir dein Leben Freude, fühlst du dich gesund und gehst du mental und emotional mit dir achtsam um, dann ist es ein Zeichen, dass deine Art der Ernährung dir gut tut.

Einige Tipps für die Gewichtsreduktion

Dieses Kapitel ist nur für diejenigen, die dauerhaft einige Pfunde verlieren wollen.

Viele von uns studieren diverse Diätanleitungen, um dort etwas zu finden, was ihnen beim Abnehmen helfen kann. Darum will ich diesen Punkt nicht auslassen, ohne jedoch langatmige Anweisungen geben zu wollen.

Natürlich ist der Wille, etwas durchzuziehen, um einem vorgefassten Ziel näher zu kommen, die Voraussetzung dafür, einige Pfunde auf der Strecke zu lassen. Glaube keiner Zauberformel. Es gibt keine wirklich nachhaltigen Methoden, innerhalb von einigen Wochen 5 bis 10 Kilogramm los zu werden.

Aus meiner Erfahrung hier einige Vorschläge, die einzeln oder auch kombiniert möglich sind:

I. Kurzkettige Kohlenhydrate (wie oben erwähnt) weitgehend vermeiden, und das mindestens für ein halbes bis ein ganzes Jahr. (Das schließt natürlich die Süßigkeiten mit ein.)

II. Alkohol auf ein Minimum beschränken. Wobei ein- bis zweimal die Woche gegen ein Glas Wein bei einem guten (kohlenhydratarmen) Essen nichts einzuwenden ist.

III. Die gute alte 2 zu 5 Regel, nämlich an zwei Tagen in der Woche fasten (also nur kalorienarme bis -freie Getränke), an fünf Tagen normale Mahlzeiten zu sich nehmen.

Inzwischen ist zu diesem Thema ein Buch erschienen, das uns diese Methode schmackhaft machen möchte, nämlich **„Das Schamanische Fasten" von Lisa Birritz**. Unterschätze bitte nicht, dass die Fastentage hardcore sind, an die man sich allerdings gewöhnen kann, ganz besonders, wenn man diese Tage neben dem reichlichen Trinken mit viel Bewegung und Meditationen verbringt. Dagegen spricht häufig eine ganztägige Berufstätigkeit. Wenn man allerdings im Urlaub mit diesen Fastentagen beginnt, gehen sie einem unter Umständen so in Fleisch und Blut über, dass man sie durchaus mit ins Berufsleben nehmen kann.

Fange nicht an, eine ganze Woche zu fasten, damit es schneller geht. Der Körper gewöhnt sich an die „schmale Kost" und schaltet dann auf Sparflamme. Mehrere Tage zu fasten, ist nur dann sinnvoll, wenn man zur geistigen Klarheit finden, den Körper reinigen und dem Darm eine Auszeit gönnen will.

Längeres Fasten ist also kein nachhaltiger Weg, um abzunehmen.

Wenn der Körper zwei Tage fastet, hat er nicht genügend Zeit, sich an das Fasten zu gewöhnen und geht dann an die Fettdepots. Nimm die Fastentage getrennt, zum Beispiel montags und donnerstags oder dienstags und freitags etc. In letzter Zeit hat sich auch das so genannte Dinner cancelling oder Intervallfasten einen Namen gemacht. Das bedeutet zwischen der letzten Mahlzeit des Tages und der folgenden am nächsten Tag etwa vierzehn bis sechzehn Stunden nichts Essbares zu sich zu nehmen.

Dieses Intervallfasten oder die ein oder zwei Tage des durchgehenden Fastens haben den Vorteil, dass eine sog. **Autophagie** (=Selbstessen, also sich aus den körpereigenen Fett-Depots ernähren) entsteht. **Frank Madeo** schreibt dazu:

> *„Die Aktivierung der Autophagie reduziert die Anzahl der Plaques in den Nervenzellen und verhindert ein frühzeitiges Absterben dieser Zellen im Alter."*

Wenn ich selbst einen Tag fasten möchte, hat mir folgende Methode am meisten geholfen:

Ich nehme an einem Tag die letzte Mahlzeit mittags um 12 Uhr zu mir und beginne am nächsten Tag mit der ersten Mahlzeit ebenfalls um 12 Uhr mittags. Diese 24 Stunden ohne eine Mahlzeit fallen mir am leichtesten. Wir können natürlich die letzte Mahlzeit um 15 Uhr oder später zu uns nehmen und dann am nächsten Tag eben um diese Zeit mit der ersten Mahlzeit beginnen oder einfach einen ganzen Tag von morgens bis abends nichts essen. Entscheide, was dir am leichtesten fällt.

Denke daran, dass du bei jeder Art des Fastens genügend trinken solltest. Der Hinweis, bis zu drei Liter Wasser am Tag zu trinken, hat sich als unsinnig erwiesen. Zum einen beschwert es einen, zum anderen ist häufig die Folge, dass man das Gefühl hat, man sei völlig aufgeblasen oder aufgedunsen.

Wenn du es gewohnt bist, ohnehin sehr viel Flüssigkeit zu dir zu nehmen, könnte es sein, dass dir eine größere Menge leicht fällt. Spüre in deinen Körper hinein. Er zeigt dir am besten, wie viel Flüssigkeit du zu dir nehmen willst.

Du siehst, wie wichtig es ist, ein Gefühl für den eigenen Körper zu bekommen.

Falls du ein Anhänger konkreter Zahlen bist, sei dir mitgeteilt, dass ungefähr eineinhalb Liter Wasser in Ordnung sind, wenn dazu vielleicht noch drei, vier Tassen Tee kommen. Ebenfalls Kaffee in Maßen ist erlaubt. Jedoch sollte während des Fastens weder im Tee noch im Kaffee Zucker oder Sahne sein.

An dieser Stelle möchte ich noch zwei Getränke erwähnen, die die Gewichtsreduktion erleichtern:

Zum einen: Eine Teemischung aus einem Löffelchen Olong-Teeblättern und einem Löffelchen Jasmin-Teeblättern auf Grünteebasis. Dazu eine Prise Pfeffer, eine Löffelspitze Ingwer und eine Löffelspitze Zimt. Das Ganze mit der Menge von einem Glas Wasser (nicht mehr kochend) aufgießen und ca 2 Min. ziehen lassen.

Zum anderen: ein Viertel Teelöffel Curcuma und eine Prise Pfeffer mit ebenfalls der Menge von einem Glas (nicht mehr kochendem) Wasser übergießen. Nach fünf Min. abseihen, dazu ca zwei Tropfen Olivenöl..

Gleichgültig, welcher Methode du dich bedienst, es gibt

immer Momente, in denen du meinst, du hältst es jetzt nicht mehr aus ohne eine Riesen-Portion Kaiserschmarrn, ein großes Stück Torte oder einen Schweinsbraten mit vor Fett triefenden Bratkartoffeln.

Bevor du zu diesen mächtigen, teils appetitlichen Verführungen greifst, atme tief durch und überlege, was es für eine Alternative statt der Nahrungsaufnahme für dich geben könnte. Schiebe noch die psychologische Anfrage an deinen Körper hinterher, was er denn wirklich braucht.

Vielleicht kannst du dich auch aufraffen, einmal um den Block zu laufen.

Es gibt so viele Möglichkeiten, einen Entschluss zu festigen.

Aber denke auch daran: Dünn ist nicht immer der schönere Zustand. Es gibt etliche Menschen, die ein wenig mehr Fleisch auf den Rippen haben, als es irgendeine Schönheitsindustrie propagiert, und dabei nicht nur sehr attraktiv und sportlich wirken, sondern es auch sind.

Es geht mehr darum, einen Schlussriegel vor deine (schlechten) Gewohnheiten zu setzen, wenn du das Gefühl hast, du passt tagtäglich weniger in deine Kleidung, magst dich überhaupt nicht mehr und schleppst genau die Kilos mit dir herum, die deinen Alltag oder auch deine Hobbies wie Wandern, Schlittschuh laufen oder Gymnastik erschweren. Der wichtigste Grund ist, wenn gesundheitliche Probleme entstehen, die an das Übergewicht gekoppelt sind.

An dieser Stelle möchte ich noch eine gesunde

Zwischenmahlzeit erwähnen, die **Smoothies**.

Ein Smoothie ersetzt allerdings eine vollständige Mahlzeit.

Es gibt ganze Rezeptbücher für diese Art Snacks, dennoch liegt man nicht falsch, wenn man folgendes Grundrezept anwendet:

Eine Handvoll Grünes wie Salat, Spinat und/oder Petersilie. Mit einem Schuss Wasser kommt es in den Mixer und wird durchgemixt. Dazu können wir einen kleinen Apfel in Stücken, ein Stück Banane und einige kleine Stücke Ananas geben. Das erspart uns Zucker, Süßstoff oder ähnliches. Sollte der Mixer streiken, gib weiteres Wasser dazu. Je ein Teelöffel Leinöl und Zitronensaft vollenden diesen gesunden Imbiss.

Esoterik

Einiges aus diesem Abschnitt habe ich in der Einleitung zu meinem ersten Buch (Der kleine Engel oder die Reise in eine andere Dimension) schon geschrieben. Dennoch wiederhole ich mich in kleinen Teilen gern, da es zu diesem Kapitel gehört.

Der Begriff Esoterik und sein Adjektiv esoterisch werden heute ziemlich wahllos benutzt. Es wird alles in die Esoterik hineingepackt, was nicht von vornherein mit dem Verstand und den fünf Sinnen erfasst werden kann.

Selbst vor inzwischen anerkannten alternativen Therapien wie Akupunktur, die Chinesische Heilkunde, Körperarbeit, Kinesiologie, Homöopathie, so wie verschiedene energetische Behandlungen und Psychotherapien macht die Bezeichnung Esoterik nicht halt. Das zeigt, wie verwässert dieser Begriff ist.

Nicht umsonst rechnet man diese Therapien inzwischen zur Komplementär-Medizin.

Ursprünglich war der Begriff Esoterik der Theosophie zugeordnet, gemeint als das Wissen einiger Eingeweihter. Es blieb lange eine Art Geheimwissen, was ihr eine elitäre Färbung verlieh, weil es den Normalsterblichen davon ausschloss.

Der Begriff Esoterik wird heute meist mit leiser oder auch lauter Verachtung ausgesprochen, denn er strahlt für Viele ein Sammelsurium von Scharlatanerie, Geheimnistuerei, und Machtmissbrauch aus.

In der heutigen Zeit verbannt man die Esoteriker (ein Wort, das es eigentlich gar nicht gibt) sogar in die Ecke der Querdenker, Impfverweigerer und Verschwörungstheoretiker. Das ist natürlich Unsinn. Jemand, der sich der esoterischen Praktiken bedienen will, möchte versuchen, zu seinem inneren Selbst vorzudringen, um dort die Verbindung zum Unsterblichen zu finden. Dies geschieht wiederum in der Stille, in der keine oberflächlichen Gedanken einen mehr vom Wesentlichen ablenken.

Allerdings gibt es unter den alternativ arbeitenden Menschen ebenfalls sehr elitär denkende Therapeuten.

Du siehst, es gibt auf jeder Seite Menschen, die ihr Selbstbewusstsein damit aufpolieren wollen, dass sie mit Geringschätzung auf anders Denkende herunter schauen, eine Respektlosigkeit, die sich nicht nur auf die Heilkunde beschränkt, sondern weder vor fremden Traditionen, verschiedenen Hautfarben, noch anderen Religionen halt macht.

Auch hier würde gegenseitige Achtung das Heil und damit die Heilung in jede Richtung fördern.

Aber wie kommt es, dass wir mit so genannten esoterischen Begriffen, die man auch in Ermangelung eines besseren Wissens so nennt, in dieser Zeit überschwemmt werden.

Begriffe wie Spiritualität, Erleuchtung, Meditation und Erweckung werden heute in den Mund genommen wie die Zutaten eines Kuchenrezepts. Darum werde ich versuchen, hier etwas Klarheit hineinzubringen.

Spiritualität

Spiritualität ist einerseits ein hoher Begriff, andrerseits wird er inflationär benutzt. Er wird uns für einen nicht geringen Kostenbeitrag übergestülpt. Wir können z.B. einen Enlightment-Workshop (Erleuchtungs-Seminar) mit der Zusicherung besuchen, erleuchtet in unseren Alltag zurückzukehren. Alle Seminare, die das Geistig-Seelische und das Mental-Emotionale anrühren, haben sicher ihre Berechtigung. Ebenfalls ist es berechtigt, den Besuch dieser Seminare zu bezahlen; denn die Zeit und das „know-how" der LeiterInnen haben ihren Stundensatz. Niemals allerdings können wir für Spiritualität oder gar Erleuchtung zahlen, und niemand kann uns diese verkaufen.

Wenn wir dafür zahlen sollen, dass andere Menschen in uns Spiritualität und Erleuchtung hinein legen wollen, ist unser erster großer Lernschritt eine angebrachte Skepsis und das Übernehmen von Eigenverantwortung für unsere Person.

Es gibt im Übrigen auch niemanden, der ungefragt und ungebeten in unser seelisches Gefüge oder die so genannte Aura hineinschauen darf. Wenn jemand es dennoch vorgibt zu tun, sollte es uns eine Warnung sein. Die wirklich Spirituellen sind zurückhaltend.

Allerdings gibt es Menschen, die die wunderbare Gabe haben, sich empathisch in andere hinein versetzen zu können und die aus eigener Lebenserfahrung und Ausbildung fähig sind, andere anzuleiten, es aber nur dann tun, wenn sie darum gebeten werden.

Doch zurück zur Spiritualität:

Spiritualität heißt, weniger den Verstand zu benutzen, als den Teil, der in uns Menschen hineingelegt wurde, um zu erkennen, dass es etwas gibt, das höheren Ursprungs ist. Die Angelsachsen haben diesen Unterschied in einprägsamer Wortwahl dargelegt, nämlich **„mind"** für den Teil des Geistes, der als Verstand arbeitet und **„spirit"** für diesen, in uns hinein gelegten, nicht so klar zu benennenden, Geist.

Spiritualität beginnt in den seltensten Fällen in asketischer Einsamkeit auf einem heiligen Berg. Sie beginnt in unserem täglichen Leben. Das heißt, dort können wir sie finden. Und wir können ganz sicher einiges dafür tun. Allerdings ist die Vorstellung, dass wir die großen Erlebnisse brauchen, um einen Erkenntnisschritt zu bewältigen, sehr verbreitet. Das tägliche Leben erscheint uns häufig zu dürftig für eine spirituelle Erfahrung.

Es gibt eine kleine Geschichte, von der ich leider die Quelle nicht weiß:

Ein Schüler, der sich nach Erleuchtung sehnt, wandert mit seinem Meister durch die Landschaft. Beide tragen ihr Habe in einem Rucksack auf dem Rücken. Dem Schüler dauert es viel zu lange, bis der Meister von Erleuchtung spricht. Er fragt: „Meister, was ist Erleuchtung?" Der Meister schaut ihn an, nimmt seinen Rucksack ab und stellt ihn neben sich. Der Schüler fragt ungeduldig: „Und dann, was geschieht dann?" Der Meister nimmt schweigend seinen Rucksack wieder auf.

Eine weitere kleine Geschichte, deren Quelle ich ebenfalls nicht weiß, von der ich allerdings glaube, dass einige Menschen sie kennen, möge hier ebenfalls viele Worte ersetzen:

Ein Mann begibt sich auf die Suche nach Gott. Er reist durch die ganze Welt, gibt sein Vermögen aus - ohne Erfolg, kehrt nach Hause zurück, um alles zu verkaufen, was er noch besitzt, damit er sich auf die weitere Suche begeben kann. Zu Hause angekommen, will er gerade eine Bestandsaufnahme seiner verbliebenen Werte machen, als es an die Tür klopft und ein alter Mann um Einlass bittet. „Tut mir Leid, Alter, ich kann mich jetzt nicht um dich kümmern, ich habe überhaupt keine Zeit", wehrt ihn der Mann ab. „Warum hast du keine Zeit", fragt der Alte. „Ich suche Gott", bekam er zu hören. Dann verschloss der Mann die Tür vor dem ungebetenen Gast. Traurig wendet sich Gott um und zieht weiter.

Ich denke, es ist empfehlenswert, die Augen für die Dinge und Geschehnisse zu öffnen, die direkt vor uns liegen, um darin einen Sinn zu erkennen. Viele klitzekleine Sinnerfüllungen zu sehen, bewirken, dass unsere Antennen feiner werden.

Und das - glaube ich- ist das Wesentliche:

Die Augen für das Tägliche zu öffnen, ohne unsere Sinne durch ständige Ablenkungen abstumpfen zu lassen, sich angewöhnen, Raum und Zeit für einen stillen Moment zu reservieren und sich darin zu üben, Gedankenarmut (ich will noch gar nicht von Gedankenleere sprechen) herzustellen.

Erleuchtung ist also das Licht in uns, das in jedem Menschen angelegt ist und dessen Helligkeit wächst, wenn wir in aller Stille bei uns selbst einkehren

Und es ist das Licht, dass uns erkennen lässt, dass wir Göttlichen Ursprungs sind.

Wusstest du das alles schon? Hast du das Gefühl, ich erzähle dir nichts Neues? Dann bist du wahrscheinlich schon sehr weit und brauchst diese Zeilen gar nicht.

Oder weißt du das nur aus Büchern, aus Berichten? Dann wird es allerdings Zeit, sich entweder dafür zu entscheiden, dass alles nur eine (schöne) Theorie ist, die mit uns selbst gar nichts zu tun hat oder zu handeln und sich mit dem Inhalt dieses oder eines anderen Buches auseinander zu setzen.

Der erleuchtete Zustand könnte sein, dass wir spüren, dass es keine Trennung mehr gibt zwischen uns und der Welt. Der erste Schritt dorthin beginnt mit der Achtsamkeit. Alles wurde schon gesagt, über alles wurde schon geschrieben; aber die Erfahrung zu machen, dass wir einen kostbaren Moment bewusst erleben, kann uns kein Buch, können uns keine noch so schönen Sätze ersetzen.

Ein bisschen Theorie muss noch sein, sonst könnte ich meinen Bericht ja auf wenige Worte reduzieren. Aber vielleicht macht dich die Theorie ja an, bevor du dich an das Praktische heran begibst. Das ist so, als wenn wir ein Kochrezeptbuch lesen, wir bekommen Lust zu kochen und zu essen, wobei es manchmal nur bei der Lust und der Vorstellung bleibt.

Wenn du die kostbaren Momente, in denen du ganz im

Hier und Jetzt bist, erlebst, spürst du, dass sie dir die Kraft geben, das Leben und damit deine Existenz als etwas Besonderes zu erfahren.

Und jeder, dieser eher seltenen Momente hilft uns, in unser Herz hinein zu fühlen und den Verstand ruhen zu lassen, was im täglichen Leben nicht leicht fällt.

Es fällt uns deshalb nicht leicht, weil wir es von klein auf an gewohnt sind, mit dem Verstand zu entscheiden. Denn alles, was nicht diesem Herrn über den Alltag entspringt, wurde uns als etwas Unkluges abgewöhnt.

Irgendwie sind wir immer auf der Suche. Diese Suche treibt uns Menschen um. Es ist die Suche nach dem Glück, das wir auch in der großen Liebe zu finden hoffen. Und auf der Suche nach dieser immer währenden Seligkeit lassen wir uns durch viele Dinge ablenken, die uns ein scheinbares Glück bescheren.

In unserer Zeit sind wir darauf bedacht, ein schnelles Ziel zu erreichen. Wir wollen die Früchte ernten, wenn wir noch mitten im Leben stehen. Wir scheinen noch nicht einmal darauf programmiert zu sein, die Ernte den nachfolgenden Generationen zu überlassen. Das ist gefährlich; denn so bevorzugen wir kurzfristige Erfolge, und das ist nicht nur für uns, sondern auch für unseren Planeten und damit für seine jetzigen und zukünftigen Bewohner nicht gerade förderlich.

Wenn wir begreifen würden, dass wir alle in uns einen gemeinsamen Anteil haben, so etwas wie das von C.G. Jung benannte Kollektive Unbewusste, dann verstünden wir eher, dass wir das, was wir für uns selbst tun, auch für die Allgemeinheit tun, und umgekehrt, was wir für die Allgemeinheit tun, auch für uns tun. Dass wir uns auf die Suche begeben und dass wir eine Ahnung davon haben, dass es nicht alles sein kann, was das tägliche Leben uns im allgemeinen bietet, während wir dem Glück nachjagen, kann uns Hoffnung machen.

Die Suche nach dem Sinn ist bereits der Sinn selbst. (HW)

An dieser Stelle möchte ich noch einmal das Zitat des großen französischen Philosophen und Mathematiker **Descartes** bringen:

„Wir würden nicht suchen, wenn wir nicht bereits gefunden hätten"

Es ist also in uns drin und muss nur wieder gefunden werden. Das scheint es leichter zu machen, entbindet uns jedoch nicht von der täglichen Hinwendung zu dem, für das sich unser menschliches Leben lohnt. Wir brauchen also kein Werkzeug, kein Tool, wenn wir uns auf die Spur unserer eigenen Spiritualität begeben. Alles, was wir brauchen, ist in uns. Nur die Regelmäßigkeit der stillen Momente ist eine Voraussetzung, unsere Spiritualität wieder zu entdecken.

Bevor du verunsichert bist ob der Mühe, die da auf dich zukommt, möchte ich aus **Luise Rinsers** lesenswertem Buch **„Miriam"** den kurzen Satz zitieren, den Frau Rinser Jesus in den Mund, oder besser, in die Augen gelegt hat: Als er sich auf den Weg machte und seine Freunde aus der Jugendzeit das Gefühl bekamen, er sei ihnen verloren, da sie ihm auf den Weg nicht folgen konnten, weil sie eben nicht erleuchtet waren, dreht er sich zu ihnen um, und sein Gesicht strahlte Liebe aus, während seine Augen sagten:

„Es ist alles so einfach"

Weil man uns immer wieder vorgesagt hat, dass wir uns alles wirklich Lohnende schwer erarbeiten müssen und das Nichtstun Faulheit bedeutet, können wir uns diesem Nichtstun nur selten mit einem guten Gewissen hingeben. Arbeit heißt für uns, Ärmel aufkrempeln und Materielles anpacken. Dann ist es nach einer bestimmten Zeit erledigt, und wir erhalten den Lohn.

Dass wir durch Nichtstun, durch „Bei uns selbst sein", durch Gedankenstille etwas erreichen, erscheint uns einerseits suspekt, andrerseits wissen wir nicht, wie es geht und zum Dritten sind wir dafür viel zu unruhig. Wir sind gewohnt, auf den Lohn unserer Betätigungen zu schielen, und wir wissen in diesem Fall nicht, wann und ob der Lohn kommt und wie er aussehen wird.

Da wir schon durch unsere früheste Erziehung (jedenfalls die meisten von uns) in der Außenwelt verhaftet sind, brauchen wir genau für diese, eigentlich natürliche, wenn auch verschüttete, Haltung, in stillen Momenten auf unser Inneres zu lauschen, eine Anleitung. Und etwas gehört noch dazu. Es ist die Sehnsucht nach etwas Höherem, auch wenn wir in der Regel nicht so richtig ausdrücken können, was es ist. Ich nenne es mal die Sehnsucht nach dem Quell des Lebens und damit nach dem sinnerfüllten Dasein.

Irvin Yalom, der wunderbare, weit über die Amerikanischen Grenzen hinaus bekannte Psychoanalytiker ließ in einem seiner Bücher einen Soldat aus dem 2. Weltkrieg folgendes sagen:

„Im Schützengraben gibt es keinen Atheisten. "

Anscheinend suchen die meisten von uns vorwiegend die Gottesnähe in der höchsten Ekstase und in der tiefsten Not.

An dieser Stelle möchte ich noch einmal eine Geschichte einfügen, deren Quelle ich ebenfalls nicht bestimmen kann:

Der Jünger und sein Meister erfrischen sich im Fluss. Der Jünger stellt die ewig aktuelle Frage: „Meister, wie finde ich Gott?" Der Meister: „Wenn deine Sehnsucht groß genug geworden ist."

Der Jünger: „Aber sie ist riesig."

Da taucht der Meister den Jünger unter Wasser. Er lässt sich Zeit. Der Jünger zappelt, will sich wehren, der Meister hält ihn unerbittlich fest. Als die Bewegungen des Jüngers schon erlahmen, hilft ihm der Meister auf die Beine. Der Jüngling pustet, schnauft und fragt, als er wieder zu Atem kommt, voller Vorwurf: „Meister, was sollte das! Wolltet Ihr mich umbringen?"

Der Meister lächelt fein und spricht: „In dem Moment, in dem deine Sehnsucht nach Gott so groß geworden ist wie gerade eben die Sehnsucht nach Luft, wirst du Gott gefunden haben."

Das Kapitel wäre nicht vollständig, wenn ich die **Astrologie** auslassen würde, eine Fachrichtung, die die Gesellschaft ebenfalls polarisiert zwischen Anhängern und Gegnern.

Mit dem **New Age**, also dem Neuen Zeitalter, wird das sog. **Wassermann-Zeitalter** bezeichnet. Es ist ein Begriff, den wir mit den Hilfsmitteln der Astrologie erklären können. Die Erklärung folgt unten.

Dieses New Age hat viele Suchende hervorgebracht. Menschen, die sich fragen, welche Kraft hinter allem Leben steht und ob das alles sein soll, was ihnen so im Alltag begegnet.

Menschen, die den dringenden Wunsch haben, mehr aus ihrem Leben zu machen. Sie spüren, dass sie mehr sind als ein separates Individuum, nämlich Mitglieder einer großen Gemeinschaft.

Der Sehnsucht, sich als einen Teil des Ganzen zu sehen, folgt der Wunsch, sich für die Allgemeinheit einzusetzen und somit nicht nur für sich, sondern auch für die Umwelt und die Nachwelt zu sorgen.

Denn wenn sich in jedem Menschen das Wissen festsetzt, dass die Menschheit zusammen gehört, ergibt sich ganz von selbst, dass die Ressourcen für die Natur und damit für das menschliche Leben gepflegt werden und erhalten bleiben müssen.

Die Erklärung des Wassermannzeitalters aus der Sicht der Astrologie:

Der sog. **Frühlingspunkt** ist der Beginn des Naturhoroskops, genau so wie der **Aszendent** in einem individuellen Horoskop dessen Beginn ist, also das erste Haus oder Feld einleitet. Im Naturhoroskop ist der Frühlingspunkt gleichzeitig der Beginn des Frühlings, nämlich der **21.März** eines jeden Jahres. Hier beginnt das Tierkreiszeichen Widder.

Der Frühlingspunkt ist nicht statisch. Er wandert, und zwar entgegengesetzt der fortlaufenden Tierkreisreihe, die sich gegen den Uhrzeigersinn bewegen. Das bedeutet also, dass sich der Frühlingspunkt im Uhrzeigersinn bewegt. Mit Tierkreiszeichen bezeichnet man in der Astrologie die Sternzeichen. Das Wort Tier kommt nicht daher, dass einige der Sternzeichen mit Tiernamen bezeichnet werden, sondern es ist eine Abwandlung von Thor (oder Tyr), dem Germanischen Gott, der in der Mythologie auf seinem Wagen durch die Bahnen der Sternzeichen fährt.

Alle 2000 Jahre wandert der Frühlingspunkt in ein anderes Zeichen und leitet damit ein neues Zeitalter ein. Er steht, wie der Name uns verrät, jetzt im Wassermann. Die Gegner der Astrologie sagen, die Astrologie kann nicht mehr stimmen, weil sich der Frühlingspunkt seit Beginn der Astrologischen Aufzeichnungen geändert hat. Das allerdings sagen die Menschen, für die die Astrologie noch nie gestimmt hat.

Nun will ich kein Plädoyer für die Astrologie halten. Es

gibt genügend Literatur darüber. Aber Frühlingspunkt hin und her, Jemand, der zwischen Mitte März und Mitte April geboren ist, hat nun mal die Qualität eines Widders und nicht die eines Wassermannes. Das ist eine Erfahrung. Man nennt die Astrologie auch eine empirische, sprich Erfahrungswissenschaft.

Nun gehört die Astrologie für Viele in den so genannten Esoterischen Bereich, da man ihr das verstandesmäßige Denken abspricht.

Dazu einige erklärende Sätze zur Astrologie, die ich dem Buch **„Das Geheimnis der Zahlen" von**

Otto Betz entnommen habe:

> *„Bis heute lässt sich nicht eindeutig nachweisen, ob die Planeten wirklich bestimmte Qualitäten haben und Wirkungen erzielen, oder ob es Symbole sind für die Auswirkung anderer Faktoren innerhalb unserer Welt".*

Wie an diesem Beispiel zu sehen ist, bedient sich die seriöse Astrologie keiner dogmatischen Aussagen.

Mit der Astrologie wurde im Laufe der Jahrhunderte ein System entwickelt, mit dessen Hilfe bestimmte Eigenschaften der Menschen beschrieben werden können.

Die Ekliptik, der Großkreis auf der Himmelskugel in der Ebene der Erdbahn, wird in zwölf Segmente eingeteilt, jedes Tierkreiszeichen umfasst einen Abschnitt von 30 Grad.

Diese Segmente oder Bezirke tragen den Namen von Sternbildern, unabhängig davon, ob die Sternbilder selbst eine entscheidende Wirkung auf den Menschen haben oder nicht.

Neben den Tierkreiszeichen spielen die Häuser oder Felder eine wichtige Rolle. Dafür ist es wichtig, dass man neben dem Geburtstag und dem Geburtsjahr auch die Uhrzeit und den Geburtsort kennt. Der so genannte Aszendent, errechnet aus der Geburtszeit und dem Geburtsort, leitet das erste Haus ein, und mit Hilfe astrologischer Tabellen entsteht dann das ganze Häusersystem.

Dazu **Fritz Riemann,** ein bekannter Münchner Psychologe und Psychotherapeut:

> *„Diese (Häuser oder Felder) symbolisieren die irdische Realität, in der sich die Ideen und Gestaltkräfte der Planetenkräfte manifestieren. Sie bezeichnen damit bestimmte Lebensgebiete, auf denen wir jene Ideen verwirklichen wollen".*

Durch die in diesen Häusern vorhandenen Planeten bekommt das jeweilige Haus zu seiner eigenen Grundstruktur noch eine gewisse Färbung und erlangt mit einer größeren Anzahl von Planeten eine erhöhte Wichtigkeit.

Trotz aller Diskussionen, in denen die Seriosität der Astrologie angezweifelt wird, lässt sich erfahren, dass mit ihrer Hilfe menschliche Eigenschaften und menschliche Wege häufig nachvollziehbar sind.

Dazu möchte ich **Hippokrates**, der von 460-370 vor Christus gelebt hat, zitieren:

> *„Ein Arzt ohne Kenntnisse der Astrologie hat nicht das Recht, sich Arzt zu nennen. "*

Das ist natürlich aus heutiger Sicht ein Anachronismus. Die diagnostischen Hilfsmittel, die ein Arzt heute hat, sind nicht mehr aus der Medizin weg zu denken und können -wie wir wissen- lebensrettend wirken. Aber man sieht, dass die Astrologie eine uralte „Wissenschaft" ist, mit deren Hilfe einiges erkennbar gemacht werden konnte und auch noch kann.

Allerdings hat ein Astrologe weit reichende Kenntnisse, die man sich nicht so ohne weiteres innerhalb einer kurzen Zeitspanne aneignen kann. Es gibt berühmte und kluge Vorbilder, die sich mit diesem, heute noch so unterschätzten und abgewerteten, Thema gründlich beschäftigt haben. Goethe, C.G. Jung und in der Neuzeit der oben erwähnte Psychologe Fritz Riemann sind nur einige der seriösen Vertreter dieser Zunft.

Nachwort

Liebe Leserin, lieber Leser,

ich wünsche mir sehr, dass du aus diesem Buch etwas für dein tägliches Leben mitnehmen kannst.

Das Wichtigste ist wohl, sich immer wieder vor Augen zu halten, dass wir sehr viele Möglichkeiten haben, die uns helfen, in körperlicher, seelischer und geistiger Gesundheit und Zufriedenheit zu leben.

Auch wenn sich im Alltag häufig Hindernisse gegen diese Harmonie aufbauen, ist doch jede Situation und jede Begegnung dazu angetan, uns wachsen zu lassen.

Dennoch müssen wir nicht den Zustand des Heiligseins anstreben. Wie sagte der Münchner Pfarrer Theo Seidl: „Für Heiligsprechung ist Rom zuständig."

Der Weg zu unserem Ziel, nämlich mit uns selbst, unseren Lieben und der Umgebung in Frieden zu leben, besteht aus vielen kleinen Schritten. Diese kleinen Schritte wahrzunehmen, so weit es uns möglich ist, verschafft uns ein Gefühl der Freiheit, wie es sich immer einstellt, wenn der eigene Weg bewusst beschritten wird.

Ich wünsche uns allen, dass unser Bewusstsein mit jeder Handlung wächst, so dass wir mit jedem Schritt unserer persönlichen Freiheit ein Stück näher kommen.

In diesem Sinne wünsche ich dir Glück und Segen.

Herzlichst Heike Weisser

Danksagungen

Zuallererst danke ich meinem Mann Siegfried für all die gemeinsamen Jahre und dafür, dass er dieses Buch formatiert, für den Verlag bereitet und das Inhaltsverzeichnis den Seitenzahlen angepasst hat, eine Arbeit, die ich nie allein geschafft hätte.

An zweiter Stelle danke ich meiner Tochter Sabine, mit der ich, angeregt durch ihre psychotherapeutische Ausbildung, etliche psychologische Gespräche geführt habe. Ebenfalls danke ich ihr, weil sie mit liebevollem Eifer mein Buch lektorierte.

Außerdem habe ich das Glück, eine Handvoll guter Freundinnen zu haben, die mir in verschiedenen Situationen immer wieder auf die Sprünge halfen.

Ich nenne sie hier in der zeitlichen Reihenfolge unserer Begegnungen:

Helga Schildbach, genannt Püppchen, jahrzehntelange Freundin, hörte sich stets mit Engelsgeduld die Fortschritte (oder auch Blockaden) meiner schreibenden Arbeit an.

Zu dieser jahrzehntelangen Freundschaftsgruppe gehört auch Uschi Leithe, die an meinem Schreiben stets großen Anteil nahm.

Elfriede Wiese, ebenfalls eine langjährige Freundin, regte an, die Heilpraktikerausbildung zu machen, ein Impuls, den ich vielleicht ohne sie nicht (so schnell) aufgegriffen hätte.

Dort traf ich Beatrice Mark, mit der ich in einer freundschaftlichen Beziehung einige Jahre zusammen arbeitete und noch heute verbunden bin.

Beate Fraunholz, zu deren Freundschaft ich in einem glücklichen Moment fand, ermunterte mich nach den ersten Leseproben, weiter zu schreiben.

Meiner Freundin Doris Scholze aus der Münchner „Eisblüte" verdanke ich viele anregende Gespräche und die Möglichkeit, meine Bücher dort vorzustellen.

Irmi Dötzauer und mich verbindet in Freundschaft die gemeinsame Freude und Arbeit an den energetischen Therapien.

Last not least danke ich dem Battenberg-Kreis, deren Mitglieder trotz verschiedener Temperamente im Laufe der Jahrzehnte von einem Gesprächs-Kreis zu einem Freundschafts-Kreis zusammen gewachsen sind.